手术室新入职护士
培训手册

于 丽 等◎主编

长江出版传媒 湖北科学技术出版社

图书在版编目(CIP)数据

手术室新入职护士培训手册/于丽等主编. -- 武汉：
湖北科学技术出版社，2022.8
ISBN 978-7-5352-8780-9

Ⅰ．①手… Ⅱ．①于… Ⅲ．①手术室-护理-手册
Ⅳ.①R472.3

中国版本图书馆CIP数据核字(2022)第183908号

责任编辑：许可 封面设计：胡博

出版发行:湖北科学技术出版社 电话:027-87679426
地　　　址:武汉市雄楚大街268号 邮编:430070
　　　　　　(湖北出版文化城B座13-14层)
网　　　址:http://www.hbstp.com.cn

印　　刷:山东道克图文快印有限公司 邮编:250000

787mm×1092mm　　1/16 11印张　　255千字
2022年8月第1版 2022年8月第1次印刷
定价：88.00元

《手术室新入职护士培训手册》
编委会

主　编

于　丽　于飞飞　王　平

姚　杰　贾喜珍　王思琴

副主编

柳玉林　王少磊　任虹旭

张　俊　贺永超　李彦儒

编　委

贾喜珍	于　丽	于飞飞	王　平	孔文青
刘　静	马　磊	杨蔚青	孙晓美	马松翠
原晓谊	王思琴	张盈盈	姚　杰	柳玉林
李彦儒	陈苗苗	杨少燕	王少磊	于胜男
李国梅	张　俊	栾　巧	吴雯颖	任虹旭
李奕茜	王玉姣	郭　俊	孟祥蕊	阚常旭
李　芳	孙燕燕	孙　莹	刘佳慧	盛虹慧
于子涵	沈树慧	丛卉卉	朱秀珍	徐茂凯
孔　雪	刘　芳	贺永超	孙　晗	李　翔
崔鸣谦	许云金	卫美辰	王　颂	刘　睿
舒　笛	金子程	崔鹏飞	孙康颖	吴筱雨
袁文超	阚　悦	刘　喆	杨冠林	董云飞
于晓琳	张艺迅			

注：以上作者工作单位均为烟台毓璜顶医院

前　言

　　随着医学技术的飞速发展,手术技术向着精细化、规范化、科学化前进,同时对手术室护士的要求也不仅仅是传递一把刀那么简单,需要的是专业的手术配合来保障手术的顺利完成。手术室作为医院的一个重要部门,肩负着手术、急诊抢救的重要任务,患者在手术室滞留时间虽短,却是他人生中生死攸关的关键时刻。因此,手术室护士必须具备良好的职业素质和丰富的专业知识,娴熟的操作技能,才能为患者提供安全、优质、专业的护理服务。

　　为了帮助新入职护士尽快适应手术室环境,掌握手术室制度、流程、应急处置,灵活运用专业知识、操作技能,为患者提供专业的护理服务。编者结合手术室临床实践和带教经验编写了本书。本书详细介绍了手术室护士素质、规章制度、常用的护理技术、手术室专科知识问答、常见的手术配合护理常规等内容,对临床新护士、进修护士、实习护士有很好的指导意义。

　　本书是手术室护理人员必备的理论基础与操作指南,可供手术室新入职护理人员、医学院校护理专业学生、医院护理管理人员阅读。由于手术技术日新月异及编写时间仓促,难免有不足之处,敬请读者批评指正。

编　者

目　　录

第一章　手术室新入职护士培训方案

一、培训目标

通过系统化、规范化培训使新护士具备手术室护士基本素质,树立牢固的专业思想,强化无菌观念及法律意识,掌握手术室各项工作制度及操作流程,顺利完成相关专科常见手术的洗手配合,使其尽快成为一名合格的手术室护士。

二、培训周期

1年期。

三、考核准入标准

入科培训1个月内进行洗手护士岗位准入考核,考核通过后具备洗手护士岗位胜任力。

入科培训6个月内进行机动护士岗位准入考核,考核通过后具备听班护士岗位胜任力。

入科培训11个月内进行夜班护士岗位准入考核,考核通过后具备夜班护士岗位胜任力。

入科培训12个月内进行巡回护士岗位准入考核,考核通过后具备巡回护士岗位胜任力。

入科1年内能够掌握手术室各科常见手术的洗手配合工作,手术室岗位准入考核通过者,进行手术室岗位资质准入。

四、培训考核方法

(一)带教

采取"一对一"导师制带教,每位新护士由一名具备护理导师资质的护士负责带教,通过讲解、观摩、实践和考核等形式完成培训计划。

(二)理论培训

1.培训内容

基础知识＋专科知识。

2.培训方式

现场授课＋在线课堂＋情景模拟。

3.培训效果督导

其护理导师每周督导提问,护士长每月督导提问,科室培训考评小组每月进行出入专科理论考核。

(三)操作培训

基础操作由培训考评小组集中培训,手术配合根据轮转专科分阶段进行培训,每月轮转一个专科,先由老师带教专科常见手术洗手配合3～5例,培训考核小组考核合格后,方可独立配合该专科手术,该专科轮转结束,由培训考核小组进行出科考核,考核通过方可轮转下一专科。

五、培训内容及要求

(一)理论培训内容

手术室制度、流程、职责、应急预案、《手术室护理实践指南》相关内容、手术相关专科知识。

（二）操作培训内容

基础操作由科室培训考核小组集中培训，专科操作及手术配合根据轮转的专科由带教老师培训相应的内容。

1.基础操作5项

铺无菌台、外科手消毒、穿手术衣戴手套、整理器械台、手术铺巾。

2.专科操作

（1）耳鼻喉科。

掌握各种电外科设备的安装使用方法。

掌握耳鼻喉科动力系统的使用保养。

能熟练掌握耳鼻喉科常见手术的洗手配合。

能配合导航鼻内镜手术、鼓室成型、喉成形术等复杂手术。

（2）小儿外科。

掌握各种腔镜器械拆卸、安装及传递方法。

掌握专科常用高值耗材（止血、防粘连材料、缝线、皮肤缝合器）的正确使用。

掌握疝修补术、斜颈、腹腔镜幽门肌切开术、阴茎下曲矫正术、睾丸下降固定术的洗手配合。

熟悉小儿胆总管成形术、肛门闭锁成形术、先天性巨结肠手术的洗手配合。

（3）胃肠外科。

掌握各种腔镜器械拆卸、安装及传递方法。

掌握各种缝合器、吻合器、超声刀的安装使用方法。

掌握专科常用高值耗材（止血、防粘连材料、缝线、皮肤缝合器）的正确使用。

掌握开腹及腔镜疝、阑尾、胃、肠手术的洗手配合。

能熟练配合开腹及腔镜疝修补手术的洗手配合。

（4）肝胆外科。

掌握胆道镜、CUSA的使用管理。

掌握各种缝合器、吻合器的安装使用方法，掌握各种腔镜器械正确传递方法。

掌握专科常用高值耗材（止血、防粘连材料、缝线、皮肤缝合器）的正确使用。

掌握肝、胆、胰、脾的开腹及腔镜手术配合。

（5）口腔科。

掌握口腔动力系统的使用及保养。

掌握口腔科内植物（钛板、钛钉）的使用与管理。

掌握专科高值耗材（口腔修复膜、止血材料等）的正确使用。

掌握舌下腺、颌下腺、腮腺、唇裂、腭裂、颌骨肿瘤手术的手术配合。

（6）神经外科。

掌握神经外科动力系统（国产电钻、蛇牌电钻、气钻）的正确安装与使用。

掌握神经外科显微、特殊器械的使用与管理。

掌握专科高值耗材（人工脑膜、动脉瘤夹、止血材料等）的正确使用。

掌握颅骨修补材料、颅骨固定材料的使用与管理。

掌握颅骨修补术、颅内血肿清除术、脑动脉瘤夹闭术、颅神经减压术、大脑半球肿瘤切除术的洗手配合。

熟悉小脑肿瘤切除术、垂体瘤手术、椎管肿瘤手术的洗手配合。

六、考核

(一)理论考核

每月至少一次,考核内容本月理论培训内容及轮转专科相关理论知识。(85分合格,核心制度90分合格)。

(二)操作考核

每月月初进行准入考核,月底进行出科考核,考核合格方可轮转下一专科(85分合格)。

第二章 手术室护士岗位规范

第一节 手术室护士素质

护士素质是指护士应具备的职业素养,它不仅体现于仪表风度、言谈举止等外在形象,更体现着护士的道德品质、业务能力等内在素质。

手术室是医治患者的特殊场所,其工作具有特殊性和独立性,而且工作紧张、专业性强、技术要求高、责任重大,这就要求手术室护士必须具备较高的思想素质、道德素质、专业素质,包括丰富的知识和良好的沟通能力,敏锐的观察能力和超前的预见能力,灵活的应变能力,科学的管理能力,严肃认真的带教能力,还要具备科研能力,只有具备这样能力的手术室护士才能不断提高当代手术室的护理质量,从而适应当今社会发展要求。

一、身体素质

手术室工作紧张、繁忙,长期站立,精力高度集中,工作时间长而不规律,是其他科室无法相比的。要想胜任这种特殊环境的特殊工作,就必须具备良好的身体素质。加强体育锻炼,增强自身体质,可有效改善手术室护士的身体状况。

二、心理素质

手术室工作环境特殊,术中配合需要高度集中、抢救患者概率高、精神长期紧张、手术过程的连续性及生活的无规律性等,均可造成人体生物钟紊乱。长期超负荷运转,不但容易导致躯体疾病,而且造成心理疲劳,引起心态不稳、行为准确性降低、思维判断失误增加等,从而导致差错事故的发生。这就要求手术室护士平时要加强个性锻炼,参加心理素质培训,增强适应能力和耐受能力,自觉克服职业性心理紧张,保持健康的心理素质,以适应长期紧张的工作。

三、道德素质

(一)遵守良好的职业道德

护士的职业道德是热爱护理职业,做好本职工作。有高度的事业心和工作责任感,全心全意为患者服务。尊重患者的生命价值和人格,尊重患者平等就医的权利。一视同仁,任何情况下,不得以各种手段轻视和侮辱患者。

(二)遵守"慎独"精神

"慎独"是指个人独处时仍能严格要求自己,按正规程序操作,手术室的工作单独操作的机会很多,我们应本着为患者高度负责的态度,严格遵守"慎独"。依据专业知识,遵守职业操守,为患者提供规范服务。

四、专业素质

(一)良好的协调能力与奉献精神

手术室工作范围广,涉及科室多,常要协调多方面关系。这就要求手术室护士具有较高的处理人际关系的社交能力和语言表达能力。另外,还应敬业爱岗,无私奉献。全心全意为患者利益着想。工作严肃认真,态度和蔼可亲,努力做到给患者以充分的信任感,给同志以无比的亲切感,始终围绕患者这个核心,协调好各兄弟科室和同志间的关系,最大限度地把工作做好。

（二）精湛的操作技能,高度的无菌观念

器械护士在台上配合必须做到稳、准、快,手随眼动,眼随术者动,巡回护士必须严格执行术中用药,熟练掌握各种抢救仪器的操作步骤及注意事项,严格核对术中用物,防止差错事故发生。无菌技术是手术室最基本和最重要的操作技术,它贯穿于手术室的一切工作之中。要求手术室护士熟练掌握无菌技术,坚持慎独精神,落实消毒隔离措施,控制术中感染。

手术室护士单独工作机会较多,无菌技术本身又是一种看不见、摸不到的东西,这就要求手术室护士具有良好的职业道德,在无人监督的情况下,坚持护理道德信念,做到有人在、无人在一个样,工作忙闲一个样,白班夜班一个样,大小手术一个样,自觉执行无菌技术操作。认真对待每一台手术和每一项辅助工作。用高尚的道德情操和高度的责任心,为患者的生命安全把好每一关。

（三）具备较完整的知识结构、过硬的技术

手术室护理的科学性、技术性很强,涉及专业多,知识面广,不仅要有护理专业的基础理论和基本技能,还要具有各相关科室、各种不同手术的有关知识,如麻醉知识、解剖知识、生理病理知识等,这就要求手术室护士刻苦学习,不断深化自身知识内涵,拓宽护理知识面,注重自我提高,使护理质量来一个质的飞跃。

（四）敏锐的观察力、预见能力和灵活的应变能力

术中患者的病情随时可能发生变化,巡回护士必须坚守工作岗位,仔细观察病情,做好巡回记录,及时做好抢救工作。

因为综合医院的手术室随时都有急重症患者需要进行手术抢救,如颅脑外伤、内脏大出血、宫外孕等。这些患者随时都有生命危险,这就要求我们具有强烈的急诊观念,抢救时必须争分夺秒,迅速准确,忙而不乱。熟练掌握各种抢救技术,熟知各种仪器的使用方法,并能迅速查出仪器的一般故障,并能够及时排除,使手术顺利进行。

（五）科学的管理能力

护士应逐渐学习掌握科学的管理方法,做好对患者、环境、物品、仪器等的管理。

（六）严肃认真的带教能力

具有教授知识的能力,以身作则,因人施教,积极培养年轻的新护士。

（七）具备科研能力

各种高新手术的开展,促使护理人员必须不断学习新的护理知识,从事科研活动,并将科研成果应用到实践中,从而提高手术室护理质量。

第二节　手术室护士礼仪规范

一、手术室护士着装

(一)着装原则

(1)工作人员由专用通道进入手术室,在指定区域内更换消毒的手术服装及拖鞋,帽子应当完全遮盖头发,口罩遮盖口鼻面部。特殊手术,如关节置换等手术建议使用全围手术帽。

(2)保持刷手服清洁干燥,一旦污染应及时更换。

(3)刷手服上衣应系入裤子内。

(4)内穿衣物不能外露于刷手服或参观衣外,如衣领、衣袖、裤腿等。

(5)不应佩戴不能被刷手服遮盖的首饰(戒指、手表、手镯、耳环、珠状项链),不应化妆、美甲。

(6)手术过程如果可能产生血液、体液或其他感染物飞溅、雾化、喷出等情况,应正确佩戴防护用品,如防护眼镜、防护面罩等。

(7)工作人员出手术室时(送患者回病房等),应穿着外出衣和鞋套。

(二)手术服装基本要求

(1)刷手服所使用的面料应具备紧密编织、落絮少、耐磨性强等特点。

(2)手术室内应穿防护拖鞋,防止足部被患者体液血液污染,或被锐器损伤。拖鞋应具备低跟、防滑、易清洗消毒等特点。

(3)刷手服在每天使用后或污染时,应统一回收并送至医院认证洗涤机构进行洗涤。

(4)洗涤后的刷手服应使用定期清洁、消毒的密闭车或容器进行存放、转运。

(5)无菌手术衣应完好无破损且系带完整,术中穿着应将后背完全遮盖并系好系带。

(三)着装注意事项

(1)刷手服及外科口罩一旦被污染物污染或可疑污染时,须立即更换。

(2)外科口罩摘下后应及时丢弃,摘除口罩后应洗手。如需再次使用时,应将口罩内面对折后放在相对清洁的刷手服口袋内。

(3)工作人员穿着保暖夹克为患者进行操作时,应避免保暖夹克污染操作部位。

(4)如工作人员身体被血液、体液大范围污染时,应淋浴或洗澡后更换清洁刷手服。

(5)使用后的刷手服及保暖夹克应每天更换,并统一回收进行清洗、消毒,不应存放在个人物品柜中继续使用。

(6)手术帽应每天更换,污染时应立即更换。

(7)防护拖鞋应"一人一用一消毒"。

(8)外出衣应保持清洁,定期更换、清洗、消毒。

二、手术室护士行为礼仪

(一)护士站、坐、行的正确姿态原则

稳重、端庄、大方、优美。要求:颔首、目光平视、表情自然,挺胸收腹,两肩收紧,自然向后。

头:微抬,目光平和,自信。肩:水平。上身:挺直收腹。双手:自然下垂在身体两侧或交叉于小腹部处。双足:靠拢夹角 15°～20°,重心在足弓。

1.站立姿态

规范站立头正颈直、两眼平视、下颌微收、收腹挺胸,两臂自然下垂,右手握住左手 4 指背侧,两腿直立,身心上提。两脚尖距离 10～15cm,脚跟距离 5～7cm,使后背五点在同一平面上。自然站立是在规范站立的基础上双手自然摆放。手术室洗手护士配合手术过程中大部分的姿势是站位,此时要求护士在保持优美仪态的同时保持无菌,双上肢应放置在胸前,避免污染。

2.端坐姿态

头、肩、上身同站立要求。右手握住椅背上缘,四指并拢于外侧,拇指在内,平稳提起,放下动作要轻,以保持病房安静,坐下时右脚先稍许后退,左手抚衣裙,展平工作服后下部,轻轻坐下。臀坐于椅子 2/3 或 1/2 处,坐下后双手掌心向下放于同侧大腿上(或左下右上重叠放于左侧大腿巾衣襟处),双膝轻轻靠拢,躯干与大腿呈 90,两足自然踏平。两眼平视、挺胸抬头、自然大方,站起时,右脚稍许后退,站起。坐位配合手术时,注意坐的高度应适宜,且下肢不要抬得过高,不得高于手术台。

3.行走姿态

手术室巡回护士工作绝大部分是在行走中进行的。行走时双眼平视前方,收腹挺胸,两臂自然摆动,双手前后摆动幅度为 30 左右,两腿靠拢,双脚在一条直线上小步行走,步态轻稳,弹足有力。两人同行擦肩而过应保持 10cm,防止相互碰撞,失礼失态。

(二)手术室护患沟通礼仪

(1)护士根据患者的年龄和性别谈论一些轻松的话题,以缓解患者紧张的情绪。切忌将患者赤身裸体地暴露在手术台上;切忌讲一些与手术无关的话题;切忌讲一些有损患者尊严的话,例如"那么胖,胖得像猪一样,你要减肥了。"类似这样的情况都是违反职业道德的,是严令禁止的。

(2)手术台上的礼仪:在手术台上医护人员的言行要谨慎,举止端庄。手术开始后医护人员应该尽量避免彼此之间的交流,更不能议论一些加重患者负担的话,像"真没想到""太糟糕了""完了",尤其是对全身麻醉的患者,医护人员更应该做到言语谨慎,因为处于这种应激状态下的患者是非常敏感的,医护人员一旦流露出无可奈何和惊讶的神情,都会给患者造成不良的心理负担。所以手术过程中,医务人员一定要言行谨慎,举止得体。

第三节　手术室规范用语

一、护患面对面沟通

(一)术前访视

1.自我介绍

"××女士,您好!我是您明天手术的巡回护士×××,您可以叫我小孙。在明天的手术中,我将全程陪伴你,今天过来主要了解您的一些基本情况及告知您术前的注意事项,如果您有疑问,可随时跟我沟通。"

2.询问问题

"现在我为您简单地检查一下皮肤情况！请问平时身体好吗？有哪些药物过敏？是否做过手术？体内是否有金属植入物？(钢板、心脏起搏器)有无活动性牙齿、假牙及是否佩戴隐形眼镜？有高血压、糖尿病、心脏病吗？例假大概什么时候来？"

3.环境介绍

"我院手术室位于四楼,共有 17 个手术房间,明天您将在 10 号手术间手术。明早 7:00 左右会有工勤人员用平车接您进手术房间,而您的家人在等候区等待,请您不用担心！"

4.术前准备介绍

"明天请您把上衣反穿(不穿衣裤袜),为了便于术中的病情观察,请勿化妆！金属物品、首饰、假牙等物品交由家属保管,请不要带入手术室。请您遵照要求禁饮食,注意保暖,避免受凉。"

5.其他

"今晚可以做好个人清洁工作,洗澡时要将肚脐洗净(剪指甲、剔除胡须等)明早正常洗脸刷牙。"

二、术前准备间迎接用语

"您好,我是手术室的护士,您现在已经进入手术室的术前准备间,我需要对您进行身份查对,请问您叫什么名字？做什么手术？手术部位是左侧还是右侧呢？请问您多久没有吃饭喝水？"核对患者交接记录单,检查所带用物、所带药品,查对好 X 光片等并挂上手术间的号码牌。

"转运床比较窄,您在床上时不要随意翻身,以免坠床。为了您的安全,请您取下您的假牙、假发、发夹、隐形眼镜、耳环、戒指、手表、首饰等金属物。请不要将贵重物品及现金带入手术室。现在请您不要紧张,在这里稍等片刻,一会儿手术间的护士会来接您入手术室。"

"您需要在这里等待手术,您有什么需要可以随时跟我提出！"

小儿患者沟通规范用语:巡回护士与麻醉医师一起在准备间查对患儿。对患儿说话语气亲切、态度和蔼,尽量避免患儿哭闹。根据患儿配合度选择不同入室方式:配合度较好的患儿可引导入手术间后再建立静脉通路;不肯离开家长的患儿可在家长陪同下建立上肢静脉通路,通过静脉行基础麻醉后接入手术室;在护理中,护理人员可借助于微笑以及手势等和患儿进行交流和沟通,以取得患儿的信任和配合。(微笑)"宝贝,你叫什么名字啊？几岁了？"年龄太小的询问父母,并查看腕带身份核查,手术名称,手术部位等。"宝贝你看,这个屋子里有好多卡通人物,你最喜欢哪个呢？那跟阿姨/叔叔一起去屋子里看电视好不好？"让家属在手术间门口等候,接患儿入手术间。

三、麻醉前用语

(1)手术当天,巡回护士来到术前等候区面带微笑迎接手术患者,主动介绍:"您好！我叫×××,由我负责您的手术配合工作,我会一直在您身边陪着您,请放心"。

(2)"您好,我是您今天手术的巡回护士,为保障您的手术安全,我们需要多次核对您的信息,请您理解和配合。我们会为您做好手术准备工作,请您耐心等待。请问您叫什么名字?做什么部位的手术?手术部位是左侧还是右侧?请问您术前禁食禁饮等情况,如果您有过敏史请一定告知医护人员。请问您何时做的××药的试敏?是否过敏?"

(3)巡回护士动作轻柔地协助患者过床,为患者盖上棉被。"由于手术床比较窄,为了保障您的安全,我们将用安全带为您固定,请不要紧张!"

(4)"实施麻醉前,我们会为您连接一些监测仪,包括血压计袖带、心电图电极、血氧分析仪等。部分手术可能会在您的桡动脉进行穿刺,可能稍感疼痛,请您配合。"

(5)"根据您的情况,我需要为您建立静脉通路,术中会从此通路里用药,保障您的手术安全和麻醉给药。"

(6)小儿穿刺沟通"宝宝乖,阿姨需要给你的手上打一个小蝴蝶一样的针,好好配合阿姨好不好?真乖。我们先消毒,阿姨会轻轻地。真棒!阿姨奖励你一个玩具。宝宝真的很乖,这么配合阿姨,谢谢你。"

(7)"现在穿刺结束了,接下来我们将为您进行麻醉,我们将全程陪护您,直至您手术结束。我们会安全护送您至麻醉复苏室,请您不要担心。"

四、手术结束语

(1)手术结束后,护士要以和蔼可亲的态度告诉患者"××女士,您的手术结束了,我们现在护送您至麻醉复苏室。"

(2)温水擦净患者身上的消毒液及血迹,为患者穿好衣裤或盖好被单,协助麻醉医生、外科医生将患者搬移到平车上,减少因震动带给患者的疼痛不适,然后将患者送回病房,与病房护士做好术中情况和术后皮肤的交接,进行交接班,并适时安慰、鼓励患者:"您现在已经手术结束来到麻醉复苏室,待您监测合格后就会转回病房,请好好休息。"

五、访视用语

术后第二天以后,巡回护士进行术后回访。询问一般情况,包括切口疼痛、肠蠕动情况、肢体血运、肢体活动度、肢体肿胀情况,有无压疮及其他手术并发症等。同时就患者现存的不适,给予适当的处理,安慰和解释。了解患者对手术室护理的满意程度,制订整改措施,改进手术护理质量。

"××女士,您好,我是手术室护士×××,您现在感觉怎么样?有什么不舒服的地方吗?您对我们(手术室)的工作有什么意见或建议吗?请您讲一讲在手术室的感受,便于我们改进工作。""您给我们提出的建议很有帮助,我们将尽快整改,祝您早日康复。"

(一)电话沟通

1.打电话的要求

(1)迅速、礼貌地接听电话:接电话首先应做到迅速接听,力争在铃响3遍之前就拿起话筒,这是避免让打电话的人产生不良印象的一种礼貌行为。电话铃响过3遍后才做出反应,会使对方焦急不安或不愉快。应首先自报部门、姓名,然后确认对方。

(2)仔细聆听并积极反馈:作为接听者,通话过程中,要仔细聆听对方的讲话,并及时作答,给对方以积极的反馈。通话时听不清楚或意思不明白时,要马上告诉对方。

(3)规范地代转电话:如果对方请你代转电话,应弄明白对方是谁,要找什么人,以便与接电话人联系。此时,请告知对方"稍等片刻",并迅速找人。如果不放下话筒喊距离较远的人,可用手轻捂话筒或按保留按钮,然后再呼喊接话人。如果你因别的原因决定将电话转到别的部门,应客气地告知对方,你将电话转到处理此事的部门或人员。

如果代转的内容比较重要,涉及患者的治疗方案应请当事人亲自接听,避免传话错误引起差错事故。

(4)认真做好电话记录:如果要接电话的人不在,应为其做好电话记录,记录完毕,向对方复述一遍,以免遗漏或记错。可利用电话记录卡片做好电话记录。

(二)打电话注意事项

(1)吐字清晰。

(2)尊重对方。

(3)简明扼要。

(4)选择时间。

(5)控制情绪。

(6)切忌无礼。

第四节　手术室护士职业规划

一、护士的职业生涯规划

护士根据个人条件和客观环境的分析,确立自己的职业生涯发展目标及选择实现目标的途径和措施,按照时间进程采取必要活动,实现职业生涯目标的过程。

二、职业生涯规划的流程与主要内容

(一)自我评价

全面了解自己、做好自我评估。评估自己的兴趣、特长、性格、学识、技能、智商、情商、思维方式等。

(二)环境评价

评估环境因素对自己职业生涯发展的影响,分析环境条件的特点、发展变化情况,把握环境因素的优势与限制。了解本专业、本行业的地位、形势以及发展趋势。

(三)确立目标

立足于现实、慎重选择、全面考虑。分为长远目标、中期目标、短期目标。

(四)实施策略

制订实现职业生涯目标的行动方案,并注意落实这一行动方案。

(五)评估与反馈

整个职业生涯规划要在实施中去检验,看效果如何,及时诊断职业生涯规划各个环节出现的问题,找出相应对策,对规划进行调整与完善。

根据"十三五"全国护理事业发展规划中明确提出"建立护士分级管理制度,明确了护士职业发展路径。"护士自我职业生涯规划,能引导护士认识自我、正视专业、计划未来,将有利于护士的职业生涯发展与职业成长、有利于提高护士的工作满意度、工作效率和职业自豪感。护士职业生涯规划是影响护理人员工作专业化、事业化、离职率及工作满意度的主要因素之一。

手术室护士在职业生涯中有两条可以选择的道路,一条是走护理管理道路,发展成为护理管理者;另一条路是成为专科护士和临床护理专家。

手术室护士职业纵向规划按照专业发展方向护士、护师、主管护师、副主任护师、主任护师。

手术室护士职业横向规划护士、副护士长、护士长、科护士长、护理部主任、行政管理方向。

第三章　手术室工作制度

一、手术室护理管理制度

（1）手术室护士长是科室护理质量与安全管理第一责任人，由主管护师以上职称人员承担。

（2）各级各类人员严格执行手术室各项规章制度和操作规程，认真履行岗位职责。

（3）手术相关人员进入手术室时必须更换手术室专用的衣、裤、鞋、帽及一次性外科口罩，外出时需更换外出衣鞋。

（4）未经院级管理部门的特许，任何个人、科室及媒体不得携带摄影器材进行手术拍照、录像。任何人员不得在无菌区使用移动通信工具。

（5）非手术人员未经院级主管部门和手术室护士长许可，禁止进入手术室。实习学生和参观人员，经医务处或护理部等部门批准，并通知手术室护士长和相关科室主任后在指定的手术间参观，并服从接受手术室工作人员的管理，不得随意进出其他手术间。违规者，手术室负责人有权告知有关部门拒绝其进入手术室。

（6）患严重呼吸道及部分接触性传染病者不得进入手术室；双上肢患皮肤病或有感染灶者不得参加手术。

（7）夜间及节假日手术室设专人值班，以配合完成各种急诊手术。

（8）保持室内肃静和整洁，严禁喧哗，术中执行患者隐私保护制度和具体措施，不得讲与手术无关的话。

（9）严格执行消毒隔离与感染防控工作制度，根据手术切口分类等情况合理安排手术，防止交叉感染。

（10）手术室各种物品定量定位放置，未经医院主管部门许可，一律禁止外借。

二、手术人员规范服务制度

（1）执行手术室规章制度、护理常规及技术操作规程，为患者提供安全的护理服务。

（2）仪表端庄，着装规范，执行《医疗机构从业人员行为规范》和《服务规范》。

（3）上班时间不得携带手机，护士长手机铃声调至振动状态，以免影响正常工作。

（4）工作期间不得在电脑上进行与工作无关的活动。不得在手术间翻阅杂志、报纸或书籍。

（5）推行首接负责制，耐心细致解答患者提出的问题，帮助解决实际困难。

（6）执行保护性医疗制度，术中不讲与手术无关的话。

（7）做好患者手术各环节的服务，尽可能满足患者合理需求。

（8）做好手术患者的术前访视及术后回访工作。

三、参观制度

（1）参观单位应事先与宣传处联系后，由手术室护士长统一安排。参观者须先办理登记手续，领取钥匙并按规定更换拖鞋、衣裤、帽子和口罩。未经允许不得随意拍照与录像。

（2）遵守手术室管理规定,在指定手术间参观手术,观摩手术时应与手术台保持 30cm 以上距离。

（3）学习人员由教育处或培训部安排后通知手术室护士长。更换拖鞋、手术衣裤、帽子和口罩,由教学护士长或带教老师进行相关培训后方可进入手术间。

（4）参观学习结束后,按规定交回手术室衣裤、拖鞋、钥匙、参观牌等。

四、手术室外来人员管理规定

（1）手术室外来人员包括:外来维修（施工）人员、外来会诊人员、跟台手术人员和耗材跟台人员等非正式手术人员。未经申请、审批、培训、考核的外来人员,一律禁止出入手术室。

（2）外请专家会诊科室需提前一天通知手术室护士长。并经网络系统填写申请、通过医务处审批,通过后方可进入手术室。

（3）如有新引进的操作复杂的设备或耗材,必须有厂家人员进入协助时,科室须填写申请、经科主任签字同意后,送交手术室,手术室护士长审核确定该人员需要进入手术室并签字,外来人员携到医务处、院感科备案,经考核合格后院感科负责人签字,申请表交予手术室方可进入。

（4）购入新设备、耗材后,科室应积极联系厂家培训人员,集中进行指导和培训 1～3 次,不允许外来人员频繁出入手术室。

（5）外来人员进入手术室应按要求规范着装,服从手术室管理,遵守手术室规章制度,保持安静,不得从事规定以外的事物。

（6）外来维修（施工）人员到手术室前应与分管护士长联系,经分管护士长同意后,按规定的时间到达手术室,到指定的地点施工,不得随意到其他区域活动。

（7）手术过程中需外来人员会诊时,巡回护士电话通知护士站及手术室门岗处人员,会诊人员若携带设备,应将设备做好清洁消毒后方可进入。

五、访视制度

（1）三、四级择期手术、危重及新开展手术前必须访视。访视责任人:巡回护士、洗手护士。

（2）术前一日根据手术安排由巡回或洗手护士去病房访视患者。当日休班人员配合的手术患者由机动护士负责访视,并将访视情况汇报给责任护士。

（3）访视前通过病历及主管医师了解患者的情况后,酌情与患者进行针对性的沟通进行有效心理疏导。根据访视情况做好相应的术前准备。

（4）访视时使用 PDA 扫描患者腕带并准确评估。

（5）护士长每月对访视情况进行抽查。

（6）手术结束 3 天内完成手术患者的回访工作并在 PDA 内完善访视信息。

六、安全管理制度

（1）未取得执业资格证的新毕业护理人员,必须在上级护士指导下工作,不得单独值班。

（2）严格执行手术患者安全管理制度,确保患者安全。

（3）节假日、夜间值班时,应及时关好大门,保证安全。发现形迹可疑的人员,应通知保卫科,及时处理。

（4）按《危险化学品安全管理条例》要求,做好手术室各种危险化学品管理。

（5）规范用电，各种设备使用后及时断电；使用酒精灯时，工作人员不得离开；值班人员每天进行消防巡查，以防失火。

（6）氧气、氮气桶定点放置，做到"四防"。手术间内严禁存放氧气。设备管理员每天对各种气体进行巡检，发现问题及时处理。

（7）手术室内各种大型仪器、设备专人保管，培训后使用。设备管理员每天巡检，发现问题及时处理。科内电脑加强管理，非医疗行为不得使用。

（8）抢救物品做到定量、定位、定人管理，护士长每月检查一次并记录，以保证各种抢救物品处在功能位。

（9）护士长每月检查一次，监督各项安全措施的落实情况。

七、手术患者安全管理制度

（1）认真落实手术室护理安全质量管理目标及《中国医院协会患者安全目标》。

（2）严格执行查对制度与患者安全核查制度，防止手术患者、手术部位及术式发生错误。

（3）术前认真评估患者，落实手术各环节的安全管理措施，防范术中各种意外损伤如坠床、压疮、脱管等情况的发生。

（4）严格执行手术患者转运交接安全管理措施，防止患者坠床。

（5）严格执行手术物品清点制度，避免物品（器械碎片）遗留患者体内。

（6）严格执行病理标本管理制度，防止病理标本送检错误或丢失情况的发生。

（7）认真查对，准确、规范输血、输液、用药。

（8）遵守各种仪器设备的操作流程，正确使用，术前进行功能检查，防止仪器设备故障影响手术及伤及患者。

（9）掌握专科操作技能，严格执行各项操作规范，防止各种操作并发症的发生。

（10）严格执行各项消毒隔离制度及措施，防止院内感染的发生。

（11）严格执行耗材的使用管理规定，防止医疗器械不良事件的发生。

八、接送患者制度

（1）接送患者人员接受手术室准入培训，通过考核合格后方可从事手术患者接送工作。

（2）接送患者过程中应严格遵循《接手术患者入手术室流程》和《送手术患者回病区流程》，保证患者安全。

（3）接送手术患者须用转运车或轮椅，危重患者应有医师护送。

（4）接送患者各环节参与人员均应执行《查对制度》，避免手术患者错误。

（5）接送患者过程中做好患者保暖工作。

（6）接送患者过程中密切观察患者，避免意外事件发生。

九、手术患者安全核查制度

（1）手术安全核查是由具有执业资质的麻醉医师、手术医师和手术室护士三方（以下简称三方），分别在麻醉实施前、手术开始前和患者离开手术室前，共同对患者身份、手术部位、手术方式等内容进行多方参与的核查，以保障患者安全。

（2）本制度适用于各级各类手术，其他有创操作可参照执行。

（3）为手术患者佩戴标示有患者身份识别信息的标识以便核查。

（4）手术安全核查由麻醉医师协调（局麻手术由手术医师协调），三方（局麻手术两方）共同执行并逐项填写《手术安全核查表》，互相监督。

（5）实施手术安全核查的内容及流程。

麻醉实施前：由麻醉师发起开始核查指令，由麻醉师按《手术安全核查表》内容逐一提问，三方人员逐一依次核对患者身份（姓名、性别、年龄、住院号）、手术方式、知情同意情况、手术部位与标识、麻醉安全检查、皮肤是否完整、术野皮肤准备、静脉通道建立情况、患者过敏史、抗菌药物皮试结果、术前备血情况、假体、体内植入物、影像学资料等内容。

手术开始前：三方共同核查患者身份（姓名、性别、年龄）、手术方式、手术部位与标识，并确认风险预警等内容。手术物品准备情况的核查由手术室护士执行并向手术医师和麻醉医师报告。

患者离开手术室前：三方共同核查患者身份（姓名、性别、年龄）、实际手术方式，术中用药、输血的核查，清点手术用物，确认手术标本，检查皮肤完整性、动静脉通路、引流管，确认患者去向等内容。

三方确认后分别在《手术安全核查表》上签名。

（6）手术安全核查必须按照上述步骤依次进行，每一步核查无误后方可进行下一步操作，不得提前填写表格。

（7）术中用药、输血的核查：由麻醉医师或手术医师根据情况需要下达医嘱并做好相应记录，由手术室护士与麻醉医师共同核查。

（8）住院患者《手术安全核查表》应归入病历中保管，非住院患者《手术安全核查表》由手术室负责保存1年。

（9）手术科室、麻醉科与手术室的负责人是本科室实施手术安全核查制度的第一责任人。应加强对本科室手术安全核查制度实施情况的监督与管理，提出持续改进的措施并加以落实。

十、查对制度

（1）接患者时，手术室接送人员与病房（ICU）护士查对患者腕带信息、姓名、性别、年龄、手术名称、手术用药、手术部位标识以及手术相关用物等，无误后双方在手术患者交接记录单上签字。

（2）患者接到手术间（或预麻间）后，接送人员与手术间巡回护士（预麻间护士）交接并查对患者及所带手术用物，无误后在手术患者交接记录单上签字。

（3）手术医师、麻醉师、手术室护士分别在麻醉前、皮肤切开前及手术结束患者离开前，按要求进行安全核查，无误后方可进行手术或将患者送出手术室。

（4）术前、缝合体腔和切口前、后及缝合皮肤后清点所有手术相关用物。清点时严格检查器械物品的完整性。

（5）灭菌物品查对无菌包外灭菌指示物变色情况、灭菌有效期、包内灭菌指示卡及手术器械是否符合要求。一次性无菌物品需查对名称、规格、有效期及包装等是否完整。

（6）术中取下的标本，洗手护士与术者认真核对患者腕带、标本条形码、标签上患者相关信息、标本名称数量等，无误后洗手护士与术者分别在病理标本登记本上登记、签名后，将标本固定好放入指定位置。

（7）输血、输液按要求查对。

（8）脏器移植手术，应查对供受体血型、脏器保存情况及配型结果等。

（9）手术结束手术室器械运送人员须根据器械交接单与消毒供应中心人员认真查对交接器械、物品数量、完整性及功能等。

十一、交接班制度

（1）严格按照交接要求清点交接各种物品，交接无误在交接记录单上签字，如有异议不得交接。

（2）严格按手术患者交接流程交接手术患者，无误后双方在手术患者交接记录单上签名。

（3）手术中途换班时，交接双方在手术物品清点单备注栏内注明交接情况并签名，如有异议不得交接。

交接内容包括：①病情、皮肤、穿刺部位及手术进行情况等；②输液、输血及用药情况；③术中所用纱布、纱布垫及器械、物品的数目；④患者所带物品；⑤手术间剩余的高值耗材；⑥借用物品。

（4）手术结束洗手护士将污染器械物品封包后交给器械运送人员；器械运送人员须根据器械交接单与消毒供应中心人员交接器械、物品，清点数量，检查功能。巡回护士与总务护士交接剩余的高值耗材（双休日与护士长交接）。

（5）灭菌物品管理人员与消毒供应中心运送人员交接灭菌器械及物品的名称、数量，做好记录。

十二、手术物品清点制度

（1）所有手术均需清点（唱点）所有手术敷料、手术器械、手术特殊物品。清点时严格检查器械物品的完整性。

清点责任人：洗手护士、巡回护士、手术医师。无洗手护士的手术由巡回护士与手术医师清点并签名。

（2）物品的清点必须在手术开始前、关闭体腔前、关闭体腔后、缝合皮肤后清点四次，每次清点两遍。

（3）首次清点结束，巡回护士必须复述一遍，确保首次清点物品数目准确。

（4）术中临时增加或减少的物品，须按上述方法清点、记录。

（5）清点物品数目不符时，不得关闭体腔或交接班。

（6）手术结束洗手护士、巡回护士、手术医师分别在手术物品清点单上签名。

（7）器械交给外廊工作人员前，洗手护士与巡回护士再次清点所有手术器械及物品，如有缺失立即查找。

十三、手术患者病理标本管理制度

（1）手术患者切除的标本要进行病理检查，需要术中明确诊断者要对标本进行快速冰冻病理检查。

（2）洗手护士与手术医师负责手术中所有标本的处理工作，无洗手护士参与的手术，由巡回护士和手术医师负责标本的处理。

（3）医师填写完善电子版病理标本申请单，填写内容必须完整。

（4）标本条形码由手术医师在手术室打印,一次只打印一位手术患者的标本条形码,禁止同时打印多个手术患者的条形码。巡回护士准备好手术所需的标本袋,在标签上注明患者科别、姓名、住院号、标本名称、数量等内容。并确认与患者腕带、标本条形码信息一致。

（5）标本离体后,巡回护士负责在 PDA 中录入标本离体时间及固定时间。送检的标本不能挤压、剖开,保持原形送检。

（6）微小标本离体后置于标本瓶(袋)内立即固定并送检。

（7）一台手术有多个标本时,洗手护士、巡回护士与手术医师要共同逐个核对无误后分别装入相应标本袋内,器械台上禁止放置多个标本,防止混淆。

（8）手术结束洗手护士与手术医师共同核对标本名称及数量,并在标本登记送检记录本上登记,签名。

（9）术中切除的病理标本须向家属或患者展示并在病案中记录。

（10）常规病理标本实行门禁上锁管理,防止丢失。

（11）术中需做快速病理检查时,应执行快速病理标本送检流程。

（12）当日标本当日送检,送检时病理科工作人员通过条码扫描接收确认送检病理标本并签字。病理科接到病理标本后要对标本进行检查、核实,在规定的时间内对标本进行处理。

十四、快速病理诊断报告管理制度

（1）患者术中做标本快速病理检查时,手术医师必须看到病理诊断报告结果,方可决定手术方式。

（2）如果医师对快速病理诊断报告结果有疑义需要与病理科医师沟通时,巡回护士协助医师与病理科医师直接通话,禁止巡回护士传达电话内容,以防有误。

（3）根据快速病理诊断报告结果决定手术方式,未看到快速病理诊断报告结果,严禁将手术患者送出手术间。

十五、手术部位识别标示制度

为了确保手术患者的医疗安全,防止手术过程中手术部位出现识别差错,特制定本制度。

（1）择期手术在患者进入手术室之前,征得患者和(或)家属同意后,手术医师用记号笔对患者手术部位进行体表标识,并与患者或家属共同核对确认。急症手术,如果病情允许,原则上也应在手术医师确定手术方案后,于术前进行标记。

（2）涉及有双侧、多重结构(手指、脚趾、病灶部位)、多平面部位(脊柱)的手术要反复核实,做好标识后方可手术,防止差错。

（3）手术医生、麻醉师、手术室护士在麻醉开始前,严格按照《手术安全核查制度》进行三方核对,特别是涉及侧别和相邻的部位,必须查看切口位置是否有标识,标识是否与手术部位一致。

（4）做手术部位体表标识时,应注重对患者隐私的保护,避免泄露手术病情相关信息,给患者造成不良影响。

（5）标示方法

在手术部位以横(竖)线标示,眼科手术患者在术侧眉弓上方做"●"标示。

手术部位已有纱布、石膏、牵引架等时,统一标记在包扎物上方5cm左右(约2～3横指)处,以"→"字标示。

耳科手术以备皮作为标示;其他无法标示的手术(如:口腔科部分手术、鼻、喉、扁桃体、肛肠、前列腺、膀胱手术、外生殖器等部分手术)及特殊情况下的伤肢手术可不做标示。但应在术前反复核对,无误后方可手术。

双侧脏器手术腕带戴在患侧肢体上,特殊情况除外。

十六、手术患者约束管理规定

(1)合理使用约束用具,采取防护措施,约束前与患者及家属做好解释工作。

(2)使用约束用具时,动作轻柔,避免损伤。

(3)双上肢在距掌根10cm处(避开静脉输液部位)约束固定于托手架上;下肢在膝关节上10cm处约束;小儿患者下肢分别固定;转运时酌情约束、固定患者。约束后松紧度以能伸进2横指为宜。

(4)约束过程中,每半小时观察被约束肢体色泽、温度,如有异常立即松解约束用具,并通知医生进行相应处理。

十七、无菌技术操作规范

1.操作前的准备

(1)无菌操作前空气净化30min,停止清扫地面,减少人员走动。操作区域要清洁、宽敞。

(2)操作者修剪指甲、洗手、戴好口罩、帽子,帽子遮住全部头发,口罩遮住口鼻。

2.严格执行各项无菌技术操作规程

(1)铺无菌台。

铺无菌台前手卫生,对周围环境进行评估,选择宽敞的地方进行操作。

开启无菌包前应检查包的名称以及灭菌包装是否完整、检查灭菌标识以及灭菌效果等。

用无菌持物钳进行操作,注意避免跨越无菌区。

无菌器械台台面为无菌区,无菌单应下垂台缘下30cm以上,手术器械、物品不可超出台缘。

保持无菌器械台及手术区整洁、干燥。无菌巾如果浸湿,应及时更换或重新加盖无菌单。

洗手护士穿无菌手术衣、戴无菌手套后,方可进行器械台整理。未穿无菌手术衣及未戴无菌手套者,手不得跨越无菌区及接触无菌台内的一切物品。

移动无菌器械台时,洗手护士不能接触台缘平面以下区域,巡回护士不可触及下垂手术布单。

无菌器械车铺好后,有效期为6h。

(2)穿无菌手术衣戴无菌手套。

选择宽敞的地方、面向无菌区操作。

检查包内化学指示卡的灭菌效果,合格后方可取用,注意检查手术衣的完整性。

穿手术衣时双手平伸,未戴手套的手不可接触手术衣的外面。

巡回护士协助系手术衣领系带时,手不可触及手术衣外面。

穿手术衣人员必须戴好手套,方可解开腰间活结或接取腰带。

采取内戴手套法,手套戴好后用生理盐水冲净手套上的滑石粉。

3.使用无菌持物钳取用无菌物品

无菌物品一经取出,即使未用,也不可放回无菌容器内,一套无菌物品仅供一位患者使用,防止交叉感染。

4.操作中无菌物品疑有污染或已被污染

不可使用,应予更换或重新灭菌。

5.手术进行中的无菌操作原则

(1)参加手术的人员,工作要加强计划性,手术开始后,尽量减少出入次数。保持手术间自动门常闭,严禁将手术间内、外走廊的门同时打开。

(2)参加手术人员应严格遵守手卫生规范及无菌技术操作规范。穿无菌衣、戴无菌手套后应加强无菌观念,不得接触污染物,如有污染应立即更换。

(3)手术人员穿好无菌手术衣后,乳平下、脐平上、双手臂为无菌区,肩背部、脐以下、手术台面下均为污染区,故调换位置和转身操作时,均应避免污染。

(4)保持手术间安静,手术人员不可闲谈与大声喧哗。不得面对手术台大声讲话、咳嗽或打喷嚏,口罩潮湿后要及时更换;术者出汗时,应将头偏向于一侧,由其他人代为擦去,以免汗液落于手术区内。

(5)手术人员站立姿势要端正,不应从手臂上、背后传递无菌物品,手术医生禁止伸臂横过手术区自取器械。坐着进行手术时,注意膝盖不应抬高或肘部支撑于膝盖上。

(6)放置尖锐器械或缝针时,尖端应朝上,以避免刺破无菌敷料造成污染。切皮、缝皮前均应用75%酒精棉球涂擦,切皮后,更换手术刀、纱布,用无菌巾或切口保护器保护皮肤。

(7)无菌敷料潮湿后,应立即加盖无菌单;前臂及肘部潮湿或污染时,应加无菌袖套;手套破损或污染时,应及时更换。

(8)切开空腔脏器(胃肠道、食道、阴道、胆道等)前,应以纱布保护好周围组织。被污染的器械、纱布等应单独置于弯盘内,以防止或减少其他物品的污染。黏膜用点尔康棉球消毒。操作完毕应立即更换手套。

(9)切口周围的血渍及组织要及时清理,用过的手术器械及时收回并将血迹及时擦拭干净。如因故需暂停手术时(如术中等待快速病理切片结果),应用无菌巾覆盖手术区。

(10)使用无菌器械夹取并传递内植物及止血材料等,尽量避免用手直接接触。

(11)参观手术人员严格执行参观制度,观摩手术时应与手术区保持一定的距离,减少走动。

(12)洗手、巡回护士及时监督指导各级人员的无菌操作,对违反规定者及时指正改进。

十八、消毒隔离与感染防控工作制度

(1)手术室布局合理,洁污分区明确,区域间标示清楚,各功能区域设施符合要求。

(2)人员管理符合要求,各级人员应严格执行洁净手术部的各项管理规定,工作中严格遵守无菌技术操作原则。

(3)拖鞋由洗衣房集中清洗消毒,每天更换。

(4)保持环境清洁有序,严格执行手术室日清洁消毒制度及连台手术管理规定。

（5）工作人员严格执行手卫生规范，手卫生的依从性与正确执行率达到100％。

（6）手术物品的清洗、消毒、灭菌执行《医疗机构消毒技术规范》（2012年版）中消毒灭菌的基本原则。

（7）各种消毒剂符合国家有关规定，严格按照说明书使用，做好化学及生物监测并记录。

（8）严格遵守一次性物品及高值耗材的使用管理规定，防止医疗器械不良事件的发生。

（9）严格执行感染及特殊感染手术处理规定，防止发生交叉感染。

（10）科室配备防护用具，工作人员执行《医务人员安全防护制度》，预防职业暴露的发生。

（11）按照《抗菌药物临床应用指导原则》（2015版）合理使用抗菌药物。

（12）严格执行《医院空气净化管理规范》《医院消毒供应中心管理规范》的有关规定，做好各种微生物监测工作。

（13）按《医疗废物管理条例》处理医疗废物。

十九、安全输血制度

（一）输血查对制度

（1）查血型和交叉配血的血标本应分两次采集，每次只限一位患者。根据医嘱、检验条码采集血标本，抽血时采取两种方法识别患者身份。

（2）取血时，护士凭发血报告单与血库人员进行"三查八对"。三查：血制品的有效期、血制品的质量（血液有无凝血块和溶血、血袋有无破损）及输血装置是否完好；八对：床号、姓名、住院号、血袋号、血型、交叉配血试验结果、血制品种类和剂量。

（3）严格执行查对制度和操作规程，输血前分别经两名医护人员进行两次核对，包括血型、血制品质量等项目，输液架上挂患者的血型标记，输血时需注意观察有无输血反应的发生，输血器连续使用超过12h必须更换。

（4）输血后及时将血袋通过物流传送至血库。

（二）输血标本采集制度

（1）根据医嘱打印血型或交叉配血检验条码，条码正确贴于试管。

（2）采集标本时，采取让患者或家属陈述患者姓名及PDA扫描腕带信息（信息系统故障时需同时核对腕带住院号），两种方法确认患者的身份。

（3）血型及交叉配血的标本分次采集，严禁一次完成。每次操作治疗盘内只能放一位患者的试管。

（三）临床输血反应处理制度

（1）发生输血反应时，护士应立即停止输血或减慢输血速度，必要时更换输血器，接生理盐水。保留输血器及血袋。

（2）通知值班医生及护士长。

（3）根据医嘱，给予相应处理。必要时配合医生做好抢救工作。

（4）怀疑溶血反应，根据医嘱在输血对侧肢体抽取血标本，将保留血袋及抽取患者血样一起送输血科。

（5）做好护理记录或交班报告的记录。

二十、工作人员手卫生管理规定

(1)手术相关人员应严格遵守《医务人员手卫生规范》。

(2)定期组织手卫生相关知识的培训与考核,确保手卫生知识知晓率达100%,执行正确率达100%。

(3)配备合格的手卫生设施及用物,洗手池、盛装干手纸的容器、清洁指甲用具每天清洁消毒。

(4)工作人员进行手卫生时,禁止佩戴手部饰物,指甲长度不超过指尖。遵照六步洗手法和外科手消毒操作流程。

(5)如前台为无菌手术,手术过程中无手术衣潮湿和手套破损时,手术人员可不必刷手,用流动水冲洗双手及手臂、擦干后涂抹消毒液即可。

(6)在下列情况下手术人员应重新刷手。

前台手术为污染手术。

前台手术中手套破损或手术衣袖潮湿。

(7)手术室护士长随时检查工作人员手卫生执行情况,发现不规范者立即指正,通过再次培训或检查等方式,确保手卫生执行的正确率和依从性达到100%。

(8)每月对参加手术的医务人员手消毒的效果进行监测一次。当怀疑医院感染的发生与医务人员手卫生有关时,应及时进行监测,并进行相应致病性微生物的监测。

(9)手消毒效果应达到相应要求:卫生手消毒后监测细菌菌落数应≤10cfu/cm²。外科手消毒后监测细菌菌落数应≤5cfu/cm²。

二十一、手术间清洁消毒制度

(1)护士每天晨7:00启动手术间净化系统,净化后方可进行手术。

(2)保洁人员每天晨7:00用酸化水(或500mg/L的含氯消毒剂),擦拭消毒所有地面。分别在6:30—7:00、12:00—12:30、17:00—17:30分三个时间段湿式清洁(酸化水或500mg/L的含氯消毒剂)手术室内走廊。遇有污染随时清洁消毒。

(3)手术间责任护士每天晨7:20用酸化水(或500mg/L的含氯消毒剂)对手术间所有物体及设备表面(显示屏等清洁消毒执行"显示屏清洁消毒管理规定")擦拭消毒。

(4)棉签开启后24h内使用,手术间责任护士每天晨对开启后的棉签予以更换。

(5)手术结束及时对手术间进行清洁、消毒,手术间地面采用湿式清扫,门把手、柜门、手术床及配件、输液架、无影灯等物体表面用酸化水(或500mg/L的含氯消毒剂)擦拭消毒。感染及特殊感染手术按有关规定进行处理。每天手术结束,全面清洁整理手术间。

(6)连台手术执行"连台手术管理规定"。

(7)每天清洁回风口一次,每周清洁送风口一次,每周六对回风口过滤网彻底清洁一次。每月清洁排风口过滤网一次。

(8)每周一次全面清洁手术间地面、物体表面(吊臂、无影灯)、手术间墙面以及走廊地面等。

(9)每月/季度根据要求对手术室物体表面、空气进行微生物监测。

二十二、连台手术管理规定

(1)连台手术时,两台手术之间手术间空气净化时间 10～30 分钟。

(2)前一台手术结束,保洁人员应及时对手术间地面、各种物体表面进行彻底清洁消毒。感染手术按"感染手术处理规定"对手术间进行处理后,方可进行下一台手术。

(3)对手术间进行清洁处理时,严禁进行各项无菌操作。

(4)前台手术为无菌手术,手术过程中无手术衣潮湿和手套破损等情况发生时,手术人员可不必刷手,用流动水冲洗双手及手臂,擦干后涂抹消毒液即可。在下列情况下手术人员应重新刷手。

前台手术为污染手术。

前台手术中手套破损或手术衣袖潮湿。

(5)感染手术尽量安排在当天该手术间最后一台进行,并严格按照感染手术的处理规定进行终末处理。

二十三、感染手术处理规定

(1)感染手术包括各型肝炎、梅毒、艾滋病、结核等传染性疾病,急诊手术按照感染手术管理规定处理。

(2)手术间门外挂"感染手术"标牌,谢绝参观。

(3)手术间内物品力求简单,不用的物品(或仪器)尽量移出。

(4)参加手术人员要做好充分准备,尽量使用一次性敷料和手术衣。

(5)参加手术人员戴双层手套及防护眼镜,做好个人防护。

(6)手术中减少和避免一切污染。

(7)终末处理。

污染器械在密闭条件下送至消毒供应中心清洗消毒。

污物桶内的血液配置成 2000mg/L 的含氯消毒液浸泡 1h 后倒掉,污桶置入 2000mg/L 的含氯消毒液浸泡 1h 后清洗。

接触患者的被套、车套及敷料等布类用双层塑料袋包装密封后注明感染手术,送洗衣房单独处理。

器械车、手术灯、手术床、托手板、设备等物体表面和地面用 2000mg/L 含氯消毒液擦拭。

二十四、特殊感染手术处理规定

(1)特殊感染是指朊毒体、气性坏疽及其他不明原因病原体的感染。

(2)特殊感染患者需要手术时,临床科室应提前告知手术室,以便手术室进行充分的术前准备及安排。

(3)夜班或节假日发现特殊感染病例及时上报护士长,护士长根据情况汇报护理部及医院感染管理科。

(4)根据感染病原体的种类及感染传播途径合理安排手术间。

(5)接送患者使用专用推车,一次性车套,被套或大单,经污染通道接送患者。

(6)手术间门外挂"特殊感染"标牌,谢绝参观。

(7)手术间内物品力求简单,不用的物品(或仪器)尽量移出。

（8）参加手术人员应做好充分准备，使用一次性敷料和手术衣，室内室外人员明确分工。

（9）参加手术的人员根据感染传播途径采取相应的个人防护措施，必要时戴防护口罩、护目镜、穿双层隔离衣、戴双层手套。

（10）手术中减少和避免一切污染，标本需单独存放送检，并告知病理科有关事项。

（11）做好终末处理

参加手术的人员在离开手术间前要将帽子、口罩、鞋套、手套及一次性手术衣等全部脱在手术间内（与手术敷料、废液袋等一起送焚烧）。更换干净的拖鞋后离开手术间。拖鞋在手术间放入 2000mg/L 的含氯消毒液浸泡 1h 后，清洗、干燥备用。

手术中使用的布类敷料在手术间密闭包装，送焚烧。

污染器械的处理。①气性坏疽污染器械在手术间内用 5000mg/L 的含氯消毒液浸泡 1h 后送消毒供应中心进行清洗、消毒和灭菌。盛放血液、体液的污桶加入含氯消毒剂，配制成 5000mg/L 的浓度，浸泡 1h 后倒掉，污桶置入 5000mg/L 的含氯消毒剂浸泡 1h 后清洗、干燥备用。②朊毒体污染器械浸泡于 1mol/L 的氢氧化钠（10000mg/L 含氯消毒液）溶液中 1h 后送消毒供应室进行清洗、消毒和灭菌，其余物品处理同上。

物体表面处理：器械车、手术灯、手术床、托手板、地面、设备等所有物体表面有明显污染时①气性坏疽感染手术间物体表面应随时用布巾或地巾蘸 2000mg/L 含氯消毒剂擦拭或喷洒消毒，使用后的布巾、地巾等用双层黄色塑料袋包装密封后焚烧。②朊毒体污染手术间物体表面、地面应随时用 10000mg/L 的含氯消毒液擦拭消毒至少作用 15 分钟，并确保所有污染表面均接触到消毒剂。布巾用后密闭送焚烧。

接触患者的被套、车套、垃圾及敷料等用双层黄色塑料袋包装密封后焚烧。置换手术间内回风口过滤网用双层黄色塑料袋包装密封后焚烧。

气性坏疽感染术后空气消毒。①负压手术间空气消毒：通知净化机组人员更换过滤器，在负压状态下进行终末处理，更换回风口、排风口过滤网，用 2000mg/L 含氯消毒剂擦拭消毒各回风口，关闭系统，采 3% 过氧化氢按照 20mL/m³ 气溶胶喷雾（5% 过氧乙酸溶液按照 2.5mL/m³）气溶胶喷雾，密闭手术间消毒 24h 后打开负压系统 30 分钟，转换正压空气净化 1h 后进行细菌培养，合格后安排手术。②正压手术间空气消毒：关闭层流系统，更换回风口、排风口过滤网，用 2000mg/L 含氯消毒剂擦拭消毒各回风口，采用 3% 过氧化氢按照 20mL/m³ 气溶胶喷雾（5% 过氧乙酸溶液按照 2.5mL/m³）气溶胶喷雾。密闭手术间消毒 24h 后开启空气净化 1h 后进行细菌培养，合格后安排手术。

二十五、医护人员安全防护制度

（1）每年对手术相关人员进行职业安全防护知识培训并考核。

（2）配备相关防护用品，专人负责，及时补充。

（3）执行各项操作规程及手卫生规范，避免发生职业暴露伤害；一旦发生，执行职业暴露伤害处理规定。

（4）执行感染及特殊感染手术管理规定。

（5）落实放射设备使用防护管理规定。

遵守《医院放射工作人员、受检者防护管理制度》。

按规定使用放射设备。手术过程中手术间外挂警示标示,手术门紧闭。

手术人员穿戴铅衣、铅领、铅帽等,手术间铅屏防护。

放射设备使用过程中每年监测,确保安全。

参加放射手术人员按医务处要求进行监测,并接受相关培训与考核。

(6)实施激光手术时操作人员戴专用护目镜,严格遵守操作规程。

(7)使用电刀时及时吸尽烟雾。配置化疗药物时执行抗肿瘤药物配置规范。

(8)每年体检一次,如有异常逐级上报。

二十六、感染暴露伤害处理规定

(一)感染暴露伤害

感染暴露伤害是指医务人员在诊疗工作过程中,被患者的血液、体液污染了破损的皮肤、黏膜;被血液、体液污染了的针头及其他锐器刺破皮肤,从而可能被感染的情况。

(二)暴露后的应急处理

当出现感染暴露伤害时,应立即进行局部处理,按规定进行报告、登记、评估、采取预防措施和随访观察。

1.职业暴露后的局部处理

医务人员发生锐器伤或被患者的血液、体液污染破损的皮肤、黏膜后,不论锐器是否受到污染,血液、体液是否被证明含有病原体,都应立即进行局部处理:

(1)用皂液和流动水清洗污染的皮肤,用生理盐水冲洗污染的黏膜。

(2)如有伤口,应在伤口旁轻轻挤压,尽可能挤出损伤处的血液,再用皂液和流动水冲洗,禁止进行伤口的局部挤压。

(3)受伤部位冲洗后,应当用消毒液(75%酒精或0.5%碘附等)浸泡或涂抹消毒,并包扎伤口。被暴露的黏膜,应用生理盐水或清水冲洗干净。

2.职业暴露后报告、评估、处理与随访

发生职业暴露后,应填写职业暴露登记表,科主任(护士长)签字后报医院感染管理科,并登记。院感科根据暴露源可能含有的病原体种类,进行相应的处理,检验科进行相关感染指标的监测。

(1)乙肝:已知有乙肝抗体者,不需要处理。乙肝抗体阴性或不明者,立即检测乙肝抗原、抗体,注射乙肝免疫球蛋白、全程接种乙肝疫苗,3个月后复查乙肝表面抗原和乙肝抗体。检测结果报院感科。

(2)丙肝:暴露后立即检测HCV抗体,4~6个月后复查,检测结果报院感科。

(3)HIV:院感科会同疾病预防控制机构对医务人员暴露的级别和暴露源病毒载量水平进行评估,确定医务人员是否需要预防性用药以及用药方案。在暴露后的第4周、第8周、第12周及6个月对艾滋病病毒抗体进行检测和随访。

3.特殊情况下的处理

周六、周日或节假日发生感染暴露后,在做好局部处理的基础上,及时向科主任(护士长)汇报。并通过医院总值班室联系院感科人员及时按上述原则进行处理。事后补填职业暴露登记表。

二十七、冰箱(柜)使用管理规定

(1)责任护士应每天使用酸化水清洁冰箱,按规定做好温度监测记录。

(2)冰箱内低温保存的药品或耗材实行冷链管理,总务护士每天上午 7:30-8:00,下午 4:30-5:00 检查冷链运行情况,发现报警及时排查报警故障原因。

(3)冰箱内各种物品应定位放置,每天清点,班班交接,如有问题应立即查找。

(4)每月对冰箱除霜一次,每周检查冰箱内物品、药品及液体一次,并做好记录。

二十八、温箱使用管理规定

(1)温箱保持持续开启状态。

(2)盛放输液用液体温箱设置温度 37℃,盛放冲洗用液体温箱设置温度 37℃。温度设定好后,任何人不得随意调整。

(3)温箱按规定和标识放置各种液体,使用时遵循先进先出的原则。

(4)责任区护士每天擦拭温箱,将静脉输注液、冲洗液放入温箱加温。

(5)责任区人员每天清空输液加温液体,每周五清空冲洗用加温液体。

(6)按要求监测温箱温度,并做好记录。

二十九、一次性使用无菌医疗用品管理制度

(1)手术使用(试用)的所有一次性医疗用品,必须从采购供应处领取。严禁医务人员私自带无菌物品进手术室使用。

(2)一次性使用无菌医疗用品库房专用。按失效期的先后将物品存放于阴凉干燥、通风良好的载物架上,禁止与其他物品混放,定期检查。发现不合格产品或质量可疑产品时,应立即停止使用,并及时报告物资材料采购供应处,不得自行做退、换货处理。

(3)一次性无菌医疗用品使用前,严格检查合格证、有效期、包装等,高值耗材与手术医师确认 3 遍后打开包装使用。植入性材料使用后须将标识粘贴到手术物品清点单背面,以便存档追溯。

(4)一次性无菌医疗用品使用后,洗手、巡回护士应共同核对划价单,正确填写物品名称、型号及数量等,避免漏收费、错收费、多收费等情况发生。

(5)一次性无菌医疗用品按规定一次性使用,使用后按《医疗废物管理条例》规定处置。做好毁型处理,严禁任何人将使用后的一次性物品私自带出手术室。

三十、植入物使用登记规定

(1)植入物实行条形码管理,须由物资材料采购供应处验货,护士长清点后交消毒供应中心清洗消毒、包装与灭菌,并进行生物监测,合格后贴条形码交专科护士清点存放备用。

(2)使用前巡回护士协助医师选择植入物。

(3)洗手护士与手术医生确认使用的植入物后,将编号信息及时告知巡回护士,巡回护士在使用登记本上记录患者姓名、住院号、植入物品牌、名称、型号及数量等。

(4)手术结束巡回护士、手术医师与洗手护士再次共同确认术中使用的植入物数目及种类、型号,无误后双方签字。

(5)跟台植入物手术后,巡回护士在验收单上注明患者姓名、住院号、使用记录,将相关标识贴于手术物品清点记录单及结算单背面。植入物数目、种类、型号必须与登记相符。

(6)将植入物配套标识贴在手术物品清点记录单及结算单背面,植入物数目、种类、型号必须与登记相符。

(7)严禁使用快速压力蒸汽灭菌器和低温等离子灭菌方法灭菌内植入物。

(8)可吸收植入物,每个包装只可一次使用,开包后未用或用后剩余部分,不可再包装使用。

三十一、高值耗材取用管理规定

(1)每天领取高值耗材时,巡回护士应仔细核对耗材种类、数目与总务护士记录是否相符,发现疑问在 30min 内向总务护士提出。临时从备用耗材柜取用的耗材在登记本上做好详细记录。

(2)使用高值耗材前,巡回护士与手术医生反复核对 3 遍,确认无误后方可打开取用。

(3)临时调换手术或手术未完中途交班时,双方认真做好耗材名称、数量、条形码等的核对、交接。

(4)手术结束,洗手护士与巡回护士再次核对所用的耗材并做好记录。剩余耗材交与总务护士。夜间、节假日值班时,将剩余耗材、两联单盛放于标本袋内封装,暂存机动柜内,由值班护士长核查。

(5)总务护士每天根据耗材发放记录核对患者耗材使用情况,确保耗材使用、收费准确无误。

三十二、仪器设备使用准入制度

(1)手术使用(试用、备用、赠送)的所有仪器设备,必须经医学工程处验收,分管护士长接收、登记、培训后方可使用。严禁医务人员私自带仪器设备进入手术室。

(2)新购置的手术仪器设备,由医学工程处联系厂家工程师对使用科室的医师及手术室护士进行全面系统的培训,接受培训人员签字存档(一式两份,医学工程处和手术室各一份)。

(3)培训后由分管护士长负责手术医师及专科护士的操作指导及考核,使用人员掌握操作技能后方可使用该仪器设备。未经培训考核的人员一律不得擅自进行仪器操作。

(4)初次使用时由厂家工程师跟台指导 1~2 次,掌握操作方法后相关人员方可独立操作。

(5)由厂家工程师提供操作规程及注意事项,置于仪器设备的醒目处,所有使用人员应严格遵守操作规程。

(6)分管护士长对仪器设备的使用情况定期检查,发现使用人员操作有问题时应重新培训考核。

(7)使用 10 次后征求相关人员的意见后方可进行购置设备的临床验收和签字。

三十三、仪器设备使用管理规定

(1)所有仪器设备均建立账目,每半年清点一次,账物相符。

(2)所有仪器设备的使用保养责任到人,专科仪器设备尽量专科使用。

(3)手术间存放运行中的设备,其他区域的设备为备用设备,应配有完好牌、操作程序及使用登记本。所有人员必须按操作规程使用并定期保养。

(4)每台仪器均建立使用维修记录本,使用及维修后应及时记录。

(5)新购进的仪器设备执行"仪器设备的准入管理规定"。

（6）设备管理员每天对使用的仪器设备进行巡检两次，并记录巡检情况。

（7）设备科每周须对手术室仪器、设备进行巡检并记录。

（8）对常规使用的仪器设备，须对操作人员进行培训、考核，合格后方能使用，并建立培训考核档案。

（9）仪器设备使用过程中，注意做好保护，如系操作不当造成的损坏，须按相关规定进行赔偿。

三十四、仪器设备外修管理制度

（1）所有手术设备或相关配件在使用过程中，出现故障时及时通知手术室设备管理员进行检查维修，以确定是否需要外出送修。

（2）需要外出送修者，设备管理员要和专科护士进行外修设备交接，在维修登记本上详细记录送修日期、使用科室、设备名称、故障原因、双方签字。

（3）设备管理员向分管护士长详细汇报相关情况，护士长审核后同意维修并签字。

（4）设备管理员汇报医学工程处分管处长，及时联系生产厂家讨论相关维修事宜，设备或配件发出后及时落实厂家是否收到。

（5）负责维修单位发送传真告知设备维修情况后，手术室护士长了解故障原因、维修费用及周期等情况，根据情况与医学工程处负责人沟通，联系厂家尽量提供维修设备备品，以满足手术需要。

（6）在设备维修期间，设备管理员负责与厂家一周联系一次，确认设备维修进展情况。

（7）维修设备发回后，设备管理员要确认维修质量，做好记录，包括返回时间及功能等。同时要立即向分管护士长汇报，护士长做好相关记录。

（8）设备管理员将维修好的设备交给专科护士，双方做好交接记录。

三十五、仪器设备安全运行保障规定

（1）严格执行手术室仪器设备使用管理规定。

（2）严格执行手术室仪器设备的使用准入制度。

（3）手术设备尽量做到多科使用。单台设备购置时与供货商协商维修期间提供备品。

（4）设备管理员每天巡检各手术间所有仪器设备，发现问题及时处理，确保每天运行设备处于完好备用状态。

（5）使用中仪器设备如出现故障应立即启动设备故障应急预案。联系工程师进行故障排除及维修，及时跟踪，确保仪器设备尽早正常运行。

（6）仪器设备无论因何种原因出现故障，应立即上报护士长，及时采取处理措施，以保证手术正常使用。

三十六、医疗器械不良事件监测报告制度

（1）严格执行医院医疗器械不良事件监测报告制度。

（2）科室成立医疗器械管理小组，负责对科室所有医疗器械进行监测，并负责对相关知识进行培训。设立监报员一名，负责报告科室医疗器械不良事件。

（3）严格遵守可疑即报的原则上报医疗器械不良事件。

（4）护理人员发现可能与医疗器械有关的不良事件时，保存涉及产品，并立即报告监报员

或护士长,护士长及时采取补救措施,协助采购供应处调查同时填写可疑医疗器械不良事件报告表上传,24h 内将报表和产品送到医院物资材料采购供应处。

(5)发现突发、群发不良事件应立即口头上报,并封存所涉及产品,同时填写报告表,24h内将报告表和产品送医院物资材料采购供应处。

三十七、术中用药管理制度

(1)建立健全药物管理制度和安全管理制度,看似或听似的药物,必须分开放置,标识清晰。

(2)患者接至手术间后,巡回护士根据手术患者交接记录单认真核对患者所带药品的种类、数量及质量。

(3)术中用药严格执行"三查八对"制度,(三查:操作前、操作中、操作后;八对:姓名、床号、药名、浓度、剂量、给药时间、给药方法、药物有效期)遵医嘱用药。对医生所下医嘱有疑问时,必须进行反复确认,无误后方可执行。必要时向上级医师和护士长汇报。

(4)抗生素、局麻药等使用前应详细了解药物的使用方法,用药后注意观察药物反应。易过敏的药物,使用前通过 PDA 药敏查询窗口认真核对药敏试验结果。局麻药加肾上腺素时,须了解患者血压及心脏情况,根据医嘱准确加入。

(5)严格执行麻醉药品、医疗毒性药品及精神药品管理规定。

(6)术中执行口头医嘱时,应做好记录,并应向麻醉医师或手术医师复述一遍记录的内容,确认无误后方可执行,做好记录并保留空安瓿,术后双方核对无误后方可丢弃,及时督促医师补记医嘱。

(7)手术台上所有药物和盛药物的容器(如注射器、杯子、碗)必须有明确的标签,标签上注明药物名称、浓度、有效期等。在第一种药物未做好标示前,不可把第二种药物放在手术台上。

(8)使用化疗药物时,严格遵守化疗药配置规范。使用滴眼液、眼膏等外用药物时,询问患者过敏史。

(9)需要临时到药房借药时,巡回护士填写借药申请单,一式两联,取药时一联交药房,一联存于病历内,与病房护士交接班。

(10)巡回护士应严格与病房、苏醒间、ICU 护理人员交接剩余药品并做好交接记录。

(11)对临床医师私自带进手术室的药品,护士拒绝使用。

(12)门诊患者带药必须核对本院门诊患者交接费单,无误后方可使用。手术结束将缴费单与病房护士交接。

三十八、培训制度

(1)由科室培训考核小组协助护士长完成科室培训工作的组织、落实及培训效果评价等工作。

(2)根据手术科室专业发展及科室护理人员继续教育的需要,结合护理部的培训计划,制订手术室业务培训计划。

(3)根据业务培训计划每月组织全员业务讲座一次以上,每季度组织个案讨论一次以上。

(4)按照护士分层管理方案,结合手术室护士层级管理手册,对护士实施分层次培训考核。

(5)新上岗人员在接受医院及护理部的岗前教育后,经过手术室的新上岗人员培训 1 年后,转正考核合格,方可接受下一阶段培训。

（6）根据进修、实习大纲,制订教学计划,做好带教工作。

（7）手术室工勤人员应定期接受培训,掌握手术室相关知识,确保工作质量。

（8）每年有计划安排护理人员外出进修、参加短期培训班及学术交流,开阔视野,提升服务质量。

（9）根据手术系统机动护士培训计划对机动护士进行规范化培训及考核,提升机动护士综合能力。

三十九、考核制度

（1）手术室护理人员应充分做好考前准备,严格遵守考核纪律。

（2）根据手术室层级管理手册,及时完成考核项目。

（3）根据护士层级管理要求制订理论及操作考核计划,不同层级护士按照计划完成相应考核。

（4）科室内部考核连续 2 次不合格者,予以质控处理;参加护理部及医院考核不合格者,除护理部质控外,科室双倍质控,并依据手术室层级管理手册在年度考核中扣除相应分值。

四十、护士（岗位资格）技术准入制度

1.手术室护士准入条件（新上岗护士 N0 级）

（1）具备护士执业资格。

（2）身体健康、思维敏捷、应变能力强、有奉献精神和团队合作意识。

（3）按照新上岗护士的培训计划对新上岗护理人员进行各个阶段的培训。每一阶段操作、理论考试合格后进入下一阶段培训。

（4）在各个阶段的培训中由经验丰富的护理导师负责带教,按新上岗护士培训考核计划实施。常见手术的洗手配合,带教老师带教 3～5 个手术后,护士长进行全程手术配合考试,合格后方能独立参与洗手配合工作,一年左右承担夜班工作。

（5）完成手术室各个阶段的培训考核,由手术室和护理部全面考核合格后转正定岗。

2.其他各层级护士（N1～N4 级）

根据手术室层级培训手册规定及科室每年各年资护士轮转表进行轮转培训,完成阶段培训工作后,经科室业务考核小组考评合格后,进入下一个阶段的轮训。每年的培训工作结束,考评小组进行综合评价,根据评价的结果,制订下一年度的轮训计划。

各年资护士完成本层级的全部轮转培训任务后,科室考评小组进行全面综合考核,根据考核结果确定是否晋级;未能如期晋级者应分析原因,并针对个人情况进行再培训。

四十一、手术室急诊手术绿色通道运行规定

（1）手术室为急诊患者专门开通绿色通道,保证患者及时得到手术治疗。

（2）急诊患者开设手术通知单上传专用通道。手术室接到通知单后,立即接患者,快速做好术前准备,以最快的速度实施手术。

（3）白班急诊手术安排。

每天保留一个手术间为急诊手术专用。

同时通知 2 台（或以上）急诊手术,手术室护士长应根据患者病情与科室主任沟通后合理

安排,病情危重患者优先。

无空台情况下,应优先安排危及生命的急诊手术,后接常规手术。护士长需与手术医生做好沟通,由该台手术医生给常规手术患者及家属做好解释工作,说明延迟手术的原因。

(4)夜间或节假日急诊手术由领班护士合理安排,急诊手术随到随做,必要时电话通知一线、二线听班人员在最短时间内到岗,完成急诊手术的配合。

(5)出现批量伤员时,应执行批量伤员的应急预案。

(6)特级手术(如需立即手术但未办理住院手续者,边抢救边办理相关手续),发送纸质手术通知单,手术室立即接患者(或相关科室医生直接送入手术室)。术中清点及各种记录均执行网络故障的应急预案,任何人不得以任何理由延误手术。

四十二、手术室弹性排班(紧急调配与替代)方案

(1)手术室设白班、夜班等班次,夜班及节假日白班各另设听班人员两组。护士长根据护士层级合理安排每个岗位工作人员,保障各班次手术安全。夜班由N1~2级(或以上)护士担任领班工作,负责指导下级护士以及听班护士的工作。

(2)护士长根据手术量调整安排每天上班人员,手术量少时可酌情安排手术结束人员提前下班,由值班护士负责记录下班时间。周末、节假日上班者,护士长根据平日手术量安排补休,如无法安排补休时,记录加班时间,月底由相关人员统计加班、上班以及减班时间,纳入出勤统计进行绩效考核。

(3)遇有夜班加班手术人员过多,影响白班常规手术安排时,护士长酌情调整,电话通知休班者上班,日后补休或记加班。

(4)护理人员必须服从科室工作统一安排,值班人员坚守岗位,严禁脱岗及饮酒。特殊情况需要换班时应经过护士长许可。节假日非值班人员如需离开市区,应提前汇报护士长,以便出现紧急情况时能统一调配。

(5)夜班及节假日值班人员应合理安排急诊手术,人员不足及时电话通知一线和二线听班人员。

(6)听班人员在听班期间不得饮酒。接到听班通知应在30分钟内到达手术室,保证急诊手术按时进行。如有批量伤员或特殊情况应立即电话通知护士长,由护士长统一协调,执行批量伤员急救应急预案。

(7)所有人员24h保证通讯畅通,接到急救电话时30分钟内到达工作岗位,以便发生各类公共突发事件、群体意外事件时,科室能在最短的时间内实现人力资源的紧急调配;接到加班通知后,任何人不得以任何理由推诿、拖延到岗,以确保手术患者急救绿色通道畅通。

(8)替班人员未到岗,交班人员必须坚守岗位,不能擅自离岗。

(9)手术室机动护士应服从医院及护理部紧急调配,参与应对突发事件、接受临时性的工作任务。

四十三、手术室护理人员绩效考核规定

(1)按医院技术劳务费发放原则进行二次分配。

(2)公正、客观、注重绩效的原则进行。

(3)绩效工资分配的确定:每年年初经过质控小组成员讨论,酌情调整,并广泛征求大家意

见形成最终分配方案。

(4)严格按照绩效分配方案实施绩效考评,每月公布绩效评分一次,年底公布总评分一次。

四十四、手术物品清点单书写基本规范

手术物品清单是指巡回护士对手术患者术中所用手术器械、手术敷料、手术特殊物品的记录,应当在手术结束后及时完成。

(1)手术物品清点记录内容包括患者姓名、住院号、手术日期、手术名称、术中四次清点所用器械、敷料及特殊物品的数量,洗手护士、巡回护士、手术医生签名等。

(2)手术物品的清点要求与记录

手术开始前,洗手护士、巡回护士、手术医师需清点、核对手术所用的各种器械及敷料的名称、数量,并逐项准确输入 PDA。

手术中追加的器械、敷料等应及时输入 PDA。

手术中需交接班时,洗手护士、巡回护士要共同交接该台手术所用器械、敷料清点情况,交接双方如实记录交接情况并签名。

关闭体腔前、后及缝合皮肤后,洗手护士和巡回护士、手术医师共同清点手术中所用器械、敷料等,确保数量核对无误,方可关闭体腔。

术中如有特殊情况需在手术物品清点单备注栏内详细注明,手术相关人员签名。

(3)术毕巡回护士打印手术物品清点记录单,洗手护士、巡回护士、手术医师确认无误后,在手术物品清点单上签名。

(4)巡回护士将手术所用植入体内医疗器械的标识粘贴于手术物品清点记录单的背面,按要求扫描归档上传。纸质清点单放于病历内,并与病房护士(ICU、麻醉恢复室)交接。

四十五、停电应急设备管理规定

(1)停电应急设备包括手电筒、无影灯、UPS 电源、应急灯、吸引器等。

(2)应急设备定点放置,责任护士每周检查,确保功能良好。

(3)无影灯 UPS 电源由医学工程处每季度检查一次,以备发生停电时能迅速启用。

(4)应急灯、吸引器放在应急物品柜内,每班交接,检查功能。

(5)负责人员每季度对应急灯和吸引器进行功能检查一次。每季度对应急灯进行轮流放电、充电。吸引器每季度进行充放电一次。

(6)护士长每月检查一次,保持应急设备随时处于备用状态。

四十六、物流传输系统使用管理规定

(1)经物流传输的物品包括快速病理标本、术中采集的血标本或细菌培养标本、输注后的血袋等。各种血制品、药品、贵重物品及私人用品等不得使用物流系统传输。

(2)将待传输物品妥善放入物流桶内,防止在传输过程中因震动而使盛放标本的装置破损造成不良后果。

(3)先输入目标科室代码,确认无误后将待传输物品放入物流桶内发送;用物流传输快速病理标本时,应使用手术室—病理科专用传输系统,发送后及时确认标本是否到达。

(4)若物流系统出现故障,立即拨打物流维修电话,询问故障持续时间以采取相应措施,并挂故障标牌;若发生物品丢失时,应立即联系物流维修班帮助查找,并上报护士长。

(5)物流系统发生故障期间,护士长加强巡视,如遇物品、标本急需传输时,安排专人负责送检,并与相关科室认真交接,做好记录。

(6)物流桶每天用酸化水或500mg/L的含氯消毒液擦拭消毒,放于专用架上备用,并做好清洁消毒记录。

(7)值班护士每天清点物流桶,各班次认真交接。

四十七、值班制度

(1)值班人员坚守岗位,不得擅自离岗。值班期间不得会客、干私活、饮酒等。

(2)提前半小时到岗,按规定进行交接班,如接班物品数目不符,应立即查找,交接不清,不得下班。

(3)做好值班期间各项安全管理工作,检查水、电、门、窗等情况,检查保洁人员的卫生处置情况以及病理标本的送检等。

(4)协调安排值班期间的各项工作,特殊情况及时联系护士长。

(5)接班人员未到岗,值班人员不得离岗。

(6)值班人员不得私自换班,特殊情况要提前一天联系护士长。

四十八、听班制度

(1)手术室所有人员应保持电话24h畅通,以备发生紧急情况时,能及时组织人力参与急救。

(2)严格依照手术室排班表完成听班工作,需要调班时必须与同级别或高级别的护士调班,并征得护士长同意。

(3)根据情况每天安排一线与二线护士听班,听班者接到加班通知后应在30min内赶到手术室。有极特殊原因不能按时到达者,应立即通知护士长及值班护士以便进行人员调整,以免延误手术。

(4)听班者不得饮酒,服从值班护士的工作安排。工作中严格执行手术室各项制度,保障手术安全。

四十九、更衣室管理规定

(1)手术人员(含进修人员、实习学生)进手术室之前,凭胸卡领取相关物品。从业资质符合要求的医务人员发放绿色工作服,从业资质不符合要求的工作人员发放浅蓝色工作服。

(2)门禁管理人员应根据每天手术一览表上手术者的名单,发放手术衣裤和更衣柜钥匙。事先未通知或未写入通知单的人员,一律不准进入手术室。

(3)需按要求更换拖鞋、手术衣裤、帽子、口罩等,帽子需遮住全部头发、口罩遮住口鼻,不得佩戴首饰、腕表等、不得涂抹指(趾)甲油、睫毛膏、粉状化妆品等。不允许带手机进入工作区。

(4)保持更衣室清洁整齐。保洁人员每天分5次(7:00、10:00、13:00、16:00、19:00)对更衣室地面进行清洁处理,如有污染随时清洁消毒。周六对地面、墙面、柜门、柜顶进行彻底清洁消毒。

(5)手术完毕,手术衣裤等相关物品需分别存放在指定位置,不得随意丢弃。持更衣柜钥匙领回胸卡。

五十、值班室管理规定

(1)责任护士每天清点值班室物品,检查并保持值班室环境清洁。

(2)值班室内严禁吸烟、乱扔杂物、放置私人物品。

(3)休息人员应自觉保持值班室清洁安静,离开值班室时,整理好被褥,关闭门、灯。

(4)各班次交班前须整理好值班室卫生。

(5)每两周更换值班室被套、床单一次,有污渍随时更换。地面、桌面每天使用酸化水清洁 2 次(7:00、17:00)。

五十一、刷手间管理规定

(1)刷手间保持清洁整齐,刷手用品如:清洁剂、干手纸、手刷、指甲刀、速干手消毒剂等准备齐全。工作人员按要求使用各种刷手设施及用品。

(2)刷手池每天晨清洁后用酸化水或 500mg/L 的含氯消毒液擦拭消毒一次。每周彻底清洁或保养一次。

(3)地面每天清洁 5 次(7:00、10:00、13:00、16:00、19:00),如有水渍及污渍随时清洁。

(4)灭菌手刷应按需供应,注明开启时间,手刷盒使用后及时关闭,开启后 24h 应进行更换。手刷用毕清洁后送消毒供应中心灭菌处理,如有刷毛过硬或脱毛严重时应立即更换。

(5)清洁剂容器每周清洁、消毒。

(6)盛放干手纸的容器应每天用酸化水或 500mg/L 的含氯消毒液擦拭消毒。

(7)速干手消毒剂采用一次性包装,包装开启后记录开启时间。易挥发的醇类产品开瓶后的使用期不得超过 30 天,不易挥发的产品开瓶后使用期不得超过 60 天。

(8)指甲刀每次使用后使用流动水冲洗、酸化水擦拭消毒备用。

五十二、换车室管理规定

(1)保洁员应保持换车室清洁整齐,换车室地面每天清洁 5 次(7:00、10:00、13:00、16:00、19:00),如有污渍随时擦拭。

(2)每天 7:00、17:00 白班和夜班工勤人员进行交接班,交接清点换车室内的物品:转运车、吊杆、轮椅、圆凳、盖被等;与值班护士交接遥控器,无误后交接双方签字,记录交接时间。

(3)每天晨 7:00 用酸化水或 500mg/L 的含氯消毒液,对换车室内的所有物体表面进行擦拭消毒,如有污染随时处理。

(4)做好换车室人员管理,进入换车室的家属按要求穿好鞋套,在规定区域陪同等待、谈话签字。

(5)每天检查转运车各部件一次,每月维护一次,发现问题随时处理并做好记录。

(6)转运车上盖被叠放整齐,车垫套每天更换一次,污染随时更换。车轮每天彻底消毒一次,污染时随时消毒。

(7)外出衣挂在指定的位置,鞋套放入垃圾筐内。外出衣每天清洗灭菌一次。

(8)进出换车室及时关门。

五十三、会议室、办公室、餐厅管理规定

(1)责任护士每天清点、整理会议室物品,保持环境清洁。

(2)责任护士指导保洁人员做好会议室的环境清洁工作;会议室/办公室地面、桌面每天使

用酸化水清洁两次(7:00、17:00),餐厅地面、桌面每天使用酸化水清洁 3 次(07:00、13:00、17:00),有污渍时随时处理(有污渍、油渍时使用碱水去污,酸化水擦拭)。

(3)保持桌、椅清洁,离开座位时应将座椅及时归位。

(4)直饮机每天用酸化水清洁表面一次,每半年厂家检修一次。

(5)各班护士需整理好会议室的环境卫生后方可交班。

五十四、术后手术器械交接管理规定

(1)洗手护士交接前确保器械预处理到位、数目准确、规范放置、器械交接单填写完整,加急器械注明手术间号、使用时间。

(2)器械运送人员做好个人防护(穿隔离衣,戴手套,穿防护鞋),将回收器械规范摆放于器械运送车上(感染手术器械单独放置,精细、贵重器械置于转运筐内),1h 内送消毒供应中心处理。

(3)运送人员与去污区工作人员共同核对器械名称、数量、功能及完整性,扫码回收。

(4)夜间手术器械由洗手护士手工刷洗,妥善放置,次日与运送人员交接。

(5)运送人员交接完毕用酸化水(500mL/L 的含氯消毒液)擦拭消毒转运用具,特殊感染运送工具按特殊感染处理。

五十五、电脑、PDA 清洁消毒规定

(1)每天早 7:20 各责任区护士对自己分管区域的电脑、PDA 等用物用酸化水进行清洁消毒。

(2)电脑键盘清洁消毒后使用保鲜膜包裹或键盘防护膜覆盖防护。防护膜表面每天用酸化水擦拭消毒。键盘防护膜每周使用酸化水浸泡消毒,保鲜膜每周更换,如有破损立即更换。

(3)PDA 每天使用后用酸化水擦拭消毒后归位充电。

五十六、袖带清洁消毒管理规定

(1)袖带每天用后用酸化水擦拭消毒。

(2)感染手术患者使用后,根据感染的类型选择相应消毒剂擦拭消毒。

(3)每周六集中清洗消毒一次,并清除袖带粘贴部分的棉絮等杂物,晾干备用。

五十七、医疗废物处置规定

(1)手术室医疗废物分类收集,不能混放。

(2)传染性疾病患者产生的医疗废物应当使用双层塑料袋包装。

(3)放入包装物或者容器内的感染性废物、病理性废物、损伤性废物不得取出。包装物或者容器的外表面被感染性废物污染时,应当对被污染处进行消毒处理或者增加一层包装。

(4)盛装的医疗废物达到包装物或者容器的 3/4 时,应当使用有效的封口方式,使包装物或者容器的封口紧实、严密。在每个包装物封口处粘贴标签,标签的内容包括:医疗废物产生单位、产生日期、类别及需要的特别说明等。

(5)使用后的一次性医疗废物应做毁型处理,不得外流。遗弃的肢体、胎盘等病理性废物应单独交接并记录。

(6)医疗废物产生后由外部保洁人员统一收集、称重后做封口处理。

(7)医疗废物产生后回收及时,定位存储,医疗废物回收≥2 次/d。

五十八、铅防护用品清洁管理规定

(1)铅防护用品定点放置,专人负责,每班清点交接。

(2)使用铅衣前,检查铅衣内外表面是否有损伤,附属配件连接是否牢固。

(3)使用后,将铅衣用衣架挂起,避免折叠。

(4)铅衣每月送洗衣房清洁消毒一次,如被血液、体液等污染应立即清洁、消毒。

(5)科室每季度联系设备处对铅衣进行放射检查一次,确保性能良好。

(6)佩戴铅围领时使用保护脖套,一用一更换。

(7)铅屏风每周清洁,如有污染随时清洁。

五十九、洁净手术室管理规定

(1)洁净手术室严格划分限制区,半限制区、污染区,各功能分区与实际工作性质一致。要求各通道使用合理,符合洁污分流原则。

(2)工作人员着装、进出洁净手术室符合《手术室护理管理制度》要求。要求手术患者当天更换病员衣、手术帽进入手术室。

(3)依据手术类别合理安排手术间,防止交叉感染。

(4)手术前1h开启净化系统,手术间设置温度为21～25℃,湿度30%～60%,其他区域温湿度设置符合《医院洁净手术部建筑技术规范 GB-50333-2013》的要求。手术室人员每天监测各区域的温、湿度,有记录。温湿度不达标不应超过5天/年,连续2天不达标不应超过2次/年。

(5)每天手术前对所有区域的环境与物体表面进行清洁消毒。

(6)控制手术间医务人员的设定人数。洁净度5级手术间(相当于原百级)12～14人,洁净度6级手术间(相当于原千级)10～12人,洁净度7、8级手术间(相当于原万级、十万级)6～10人。

(7)连台手术间隔时间符合规定。洁净度5级手术间(相当于原百级)自净时间10min,洁净度6、7级手术间(相当于原千、万级)自净时间20min,洁净度8.5级手术间(相当于原三十万级)自净时间30min。

(8)手术间清洁消毒要求执行《手术间清洁消毒制度》。

(9)每季度进行环境微生物监测一次,结果判断要求符合表3-1要求。

表 3-1　环境微生物鉴测要求

洁净等级	沉降法细菌最大平均浓度 cfu/30min 9cm 平皿		空气洁净度级别	
	手术区	周边区	手术区	周边区
Ⅰ	0.2	0.4	5级	6级
Ⅱ	0.75	1.5	6级	7级
Ⅲ	2	4	7级	8级
Ⅳ	6		8.5级	

(10)每季度对物体表面、医务人员手卫生进行微生物监测。要求物体表面的细菌菌落总数≤

$5cfu/cm^2$。卫生手消毒:监测的细菌菌落总数应$\leq 10cfu/cm^2$。外科手消毒:监测的细菌菌落总数应$\leq 5cfu/cm^2$。

六十、手术室棉织类物品使用管理规定

(1)手术间被套每天更换,盖被每周清洗,如有污染随时更换清洗。

被套:每天晨由责任护士更换,由外廊卫生工人负责收集。

盖被:每周清洗,由外廊卫生工人负责收集与发放。

(2)转运车上被套每天更换,盖被每周六更换清洗,如有污染随时更换清洗。由患者接送人员负责更换被套、盖被。

(3)布类约束带、过床易罩、仪器保护套每周清洗,如有污染随时清洗。每周一由责任区护士收集与卫生工人交接。

(4)外廊污染敷料袋每月清洗一次,每月第1个周五由卫生工人负责更换。衣物发放袋一用一更换,由门卫工人负责更换。

(5)袖带、气压止血带、压力泵腿套使用后由巡回护士使用酸化水擦拭消毒,每周六由费用录入人员使用酸化水集中消毒。

(6)值班室、医生休息室被套每两周更换一次,由责任区护士负责更换。

(7)办公室椅套每半年清洗一次,如有污染随时清洗更换,由责任区护士负责。

(8)棉织类物品清洗需做好记录,与洗衣房人员做好交接。

六十一、手术室危险化学品管理制度

(1)危险化学品是指具有毒害、腐蚀、爆炸、燃烧、助燃等性质,对人体、设施、环境具有危害的剧毒化学品、易制毒化学品和其他化学品,一旦泄露或失去控制容易引发社会安全事件。

(2)手术室护士长是科室危险化学品安全管理第一责任人,使用者对危险化学品的安全使用负有直接责任。

(3)危险化学品应规范管理,设专柜存放,并有明显标识,严禁与不同性质的物品混合存放、超期超量储存等问题存在。严格控制危险化学品柜周边电器使用,严格控制火源,周边区域严禁使用明火,危化品柜周围应配备消防器材(灭火器、应急照明等)及发生泄露的应急处置物资。

(4)实行专人负责,定量、加锁管理,专册进行登记,每月清点,做到账物相符。

(5)根据危化品的实际耗量(不超过1周用量)进行请领,经护士长签字后报物资材料供应处。

(6)领用危险化学品的时间为每周五下午。领取时由请领人和药学部负责发放工作人员共同在出库单上签字,实行双复核确认制。出库单一式两份,药学部和手术室各存一份。

(7)危险化学品的空容器、废溶液等应予以集中收集,按照要求妥善处理,严禁随意倾倒和抛洒。

(8)每年对手术室所有工作人员进行危险化学品相关知识的培训与考核一次,并对危险化学品泄漏进行应急预案演练一次。

(9)科室定期对危险化学品的使用进行检查,及时解决、消除发现的问题及隐患,确保安全。

第四章 手术室工作流程

一、手术部位识别、标示流程

见图 4-1。

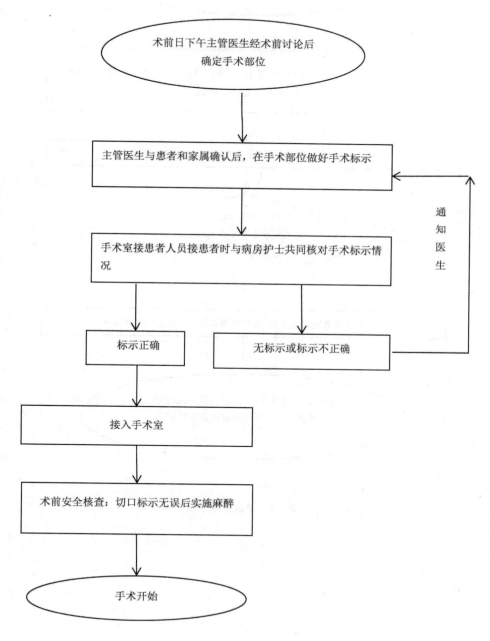

图 4-1 **手术部位识别、标示流程**

二、接台手术流程

见图 4-2。

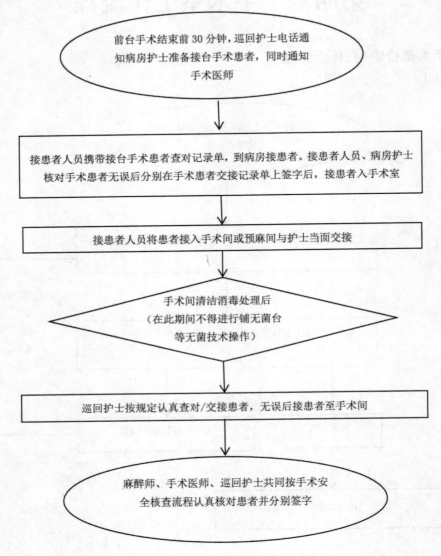

图 4-2 接台手术流程

三、停手术流程

见图 4-3。

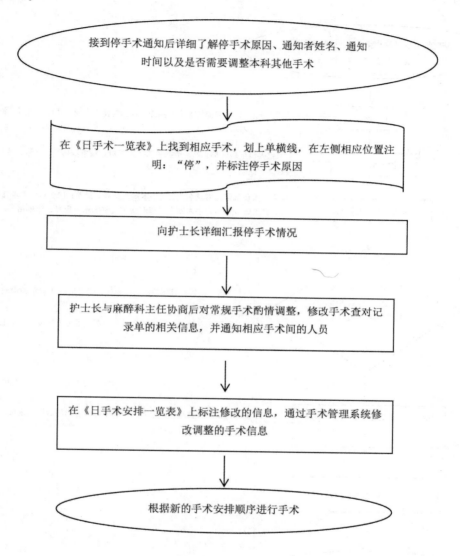

图 4-3 **停手术流程**

四、接手术患者入手术室流程

见图 4-4。

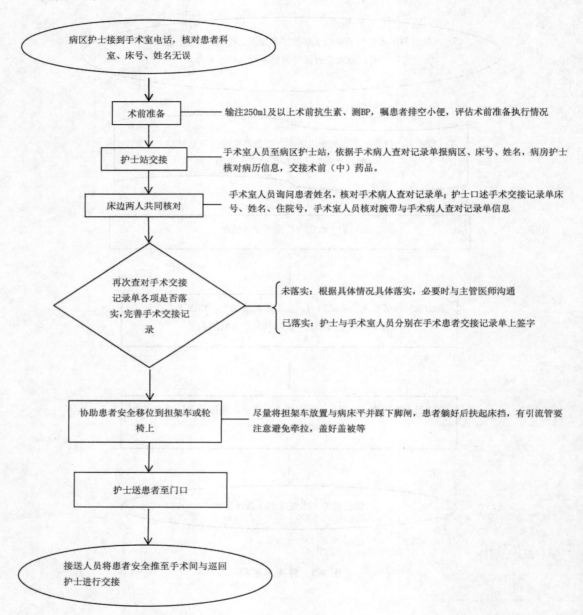

图 4-4 接手术患者入手术室流程

五、手术患者术前在手术室交接流程

见图 4-5。

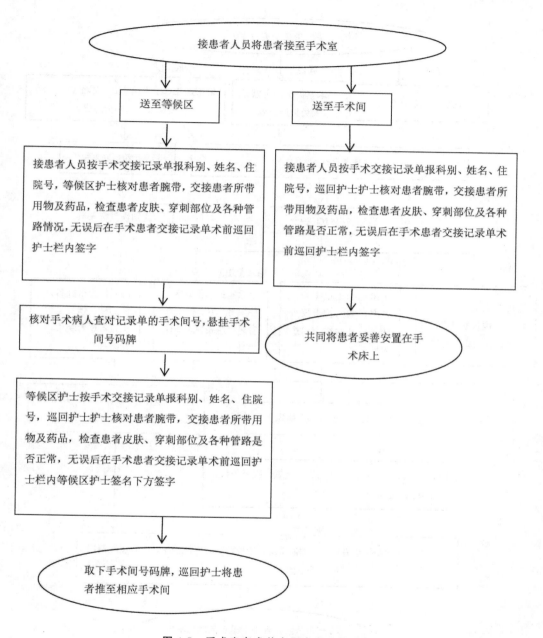

图 4-5 **手术患者术前在手术室交接流程**

六、送手术患者流程

见图 4-6。

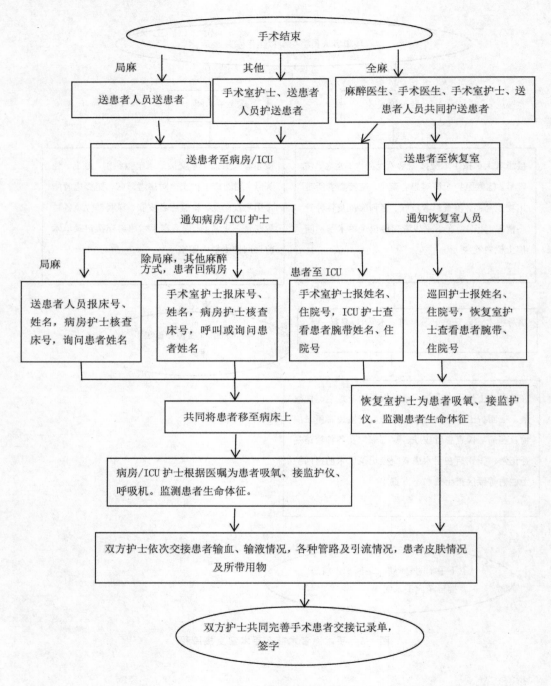

图 4-6 送手术患者流程

七、手术室与产科病房母婴交接流程

见图 4-7。

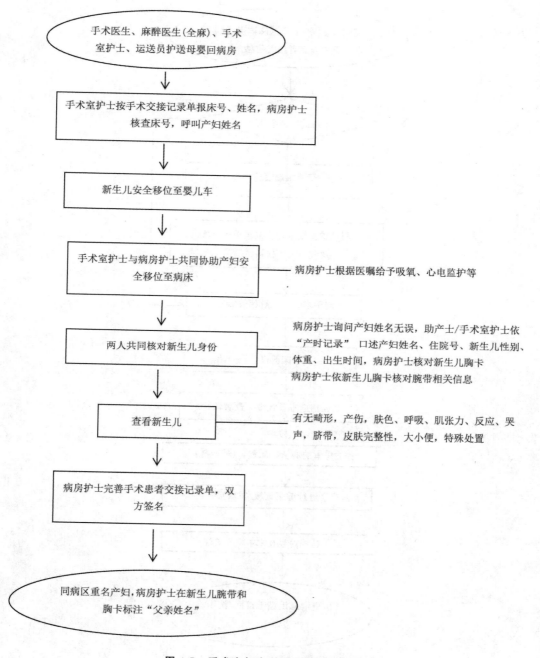

图 4-7 手术室与产科病房母婴交接流程

八、手术患者术前访视流程

见图 4-8。

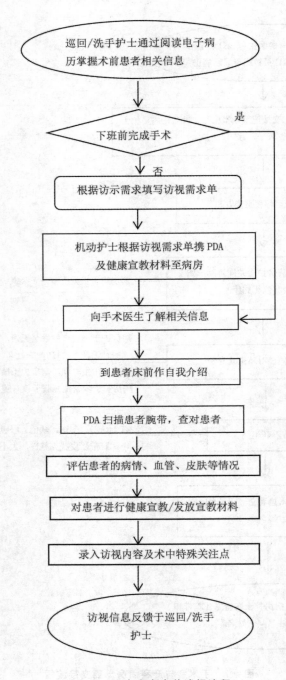

图 4-8 手术患者术前访视流程

九、术后回访流程

见图 4-9。

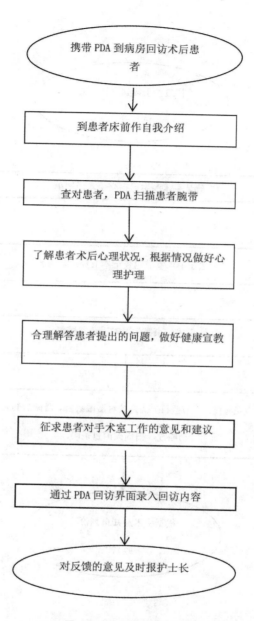

图 4-9　术后回访流程

十、借手术包流程

见图 4-10。

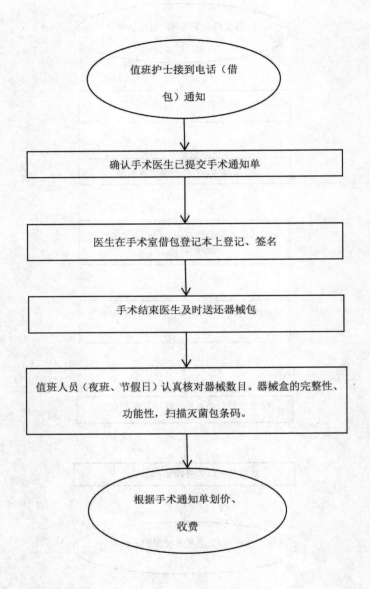

图 4-10　借手术包流程

十一、病理标本送检流程

见图 4-11。

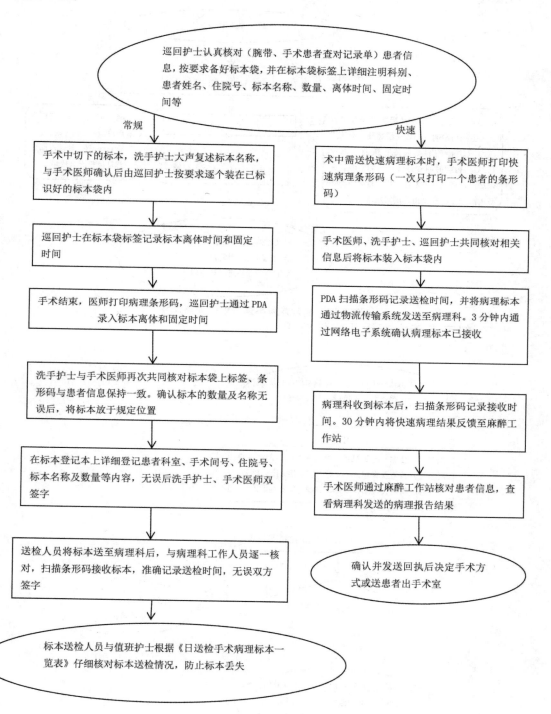

巡回护士认真核对（腕带、手术患者查对记录单）患者信息，按要求备好标本袋，并在标本袋标签上详细注明科别、患者姓名、住院号、标本名称、数量、离体时间、固定时间等

常规

快速

手术中切下的标本，洗手护士大声复述标本名称，与手术医师确认后由巡回护士按要求逐个装在已标识好的标本袋内

术中需送快速病理标本时，手术医师打印快速病理条形码（一次只打印一个患者的条形码）

巡回护士在标本袋标签记录标本离体时间和固定时间

手术医师、洗手护士、巡回护士共同核对相关信息后将标本装入标本袋内

手术结束，医师打印病理条形码，巡回护士通过 PDA 录入标本离体和固定时间

PDA 扫描条形码记录送检时间，并将病理标本通过物流传输系统发送至病理科。3 分钟内通过网络电子系统确认病理标本已接收

洗手护士与手术医师再次共同核对标本袋上标签、条形码与患者信息保持一致。确认标本的数量及名称无误后，将标本放于规定位置

病理科收到标本后，扫描条形码记录接收时间。30 分钟内将快速病理结果反馈至麻醉工作站

在标本登记本上详细登记患者科室、手术间号、住院号、标本名称及数量等内容，无误后洗手护士、手术医师双签字

手术医师通过麻醉工作站核对患者信息，查看病理科发送的病理报告结果

送检人员将标本送至病理科后，与病理科工作人员逐一核对，扫描条形码接收标本，准确记录送检时间，无误双方签字

确认并发送回执后决定手术方式或送患者出手术室

标本送检人员与值班护士根据《日送检手术病理标本一览表》仔细核对标本送检情况，防止标本丢失

图 4-11　病理标本送检流程

十二、颅骨骨瓣不慎落地的处理流程

见图 4-12。

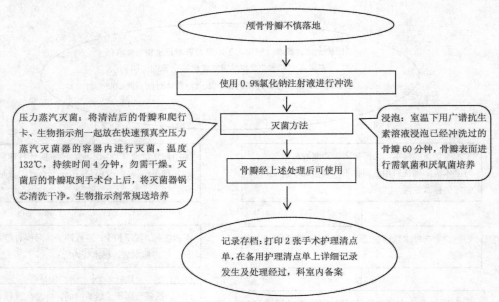

图 4-12 颅骨骨瓣不慎落地的处理流程

十三、剖宫产手术新生儿交接流程

见图 4-13。

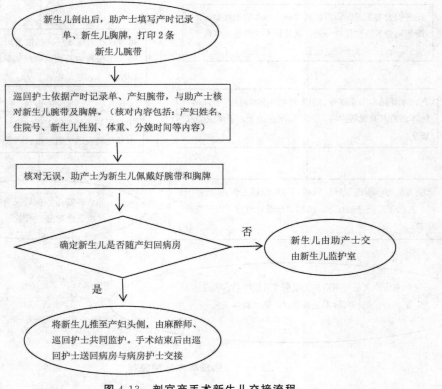

图 4-13 剖宫产手术新生儿交接流程

十四、手术医嘱执行流程

见图 4-14。

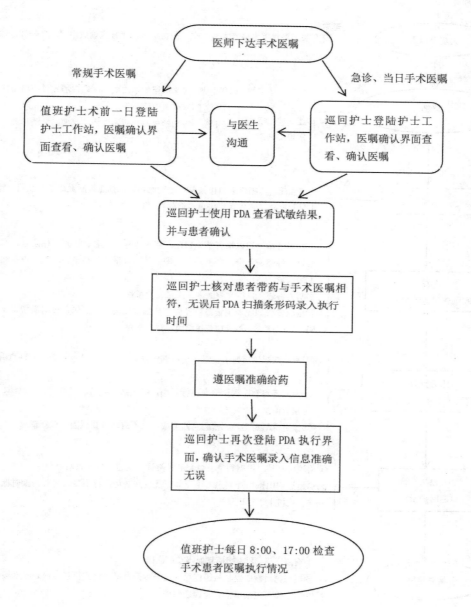

图 4-14 手术医嘱执行流程

十五、手术室安全输血流程

见图 4-15。

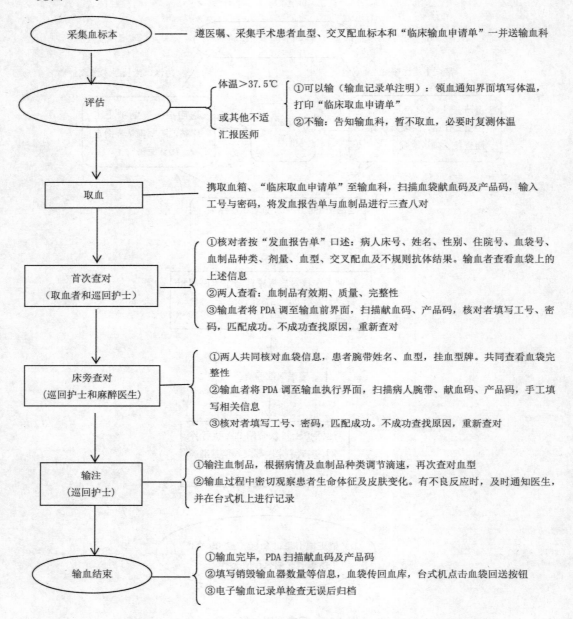

图 4-15　手术室安全输血流程

十六、发生输血反应时的应急程序

见图 4-16。

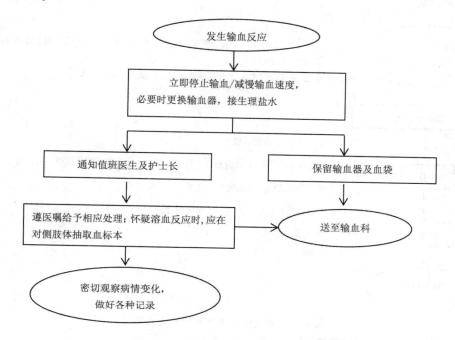

图 4-16　**发生输血反应时的应急程序**

十七、输血溶血反应的抢救流程

见图 4-17。

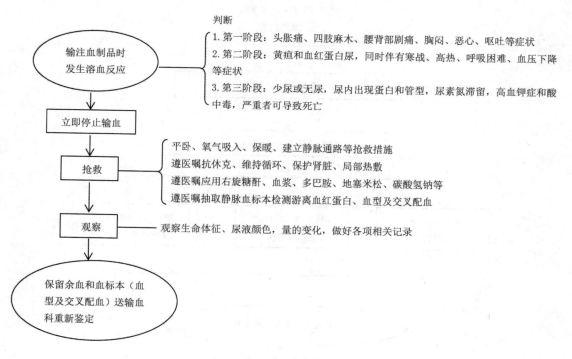

图 4-17　**输血溶血反应的抢救流程**

十八、输血过敏性休克的抢救流程

见图 4-18。

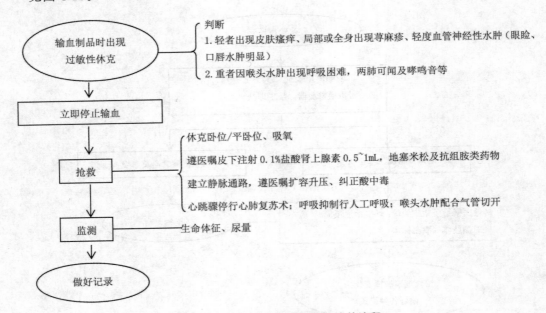

图 4-18　输血过敏性休克的抢救流程

十九、疑难血型的处理流程

见图 4-19。

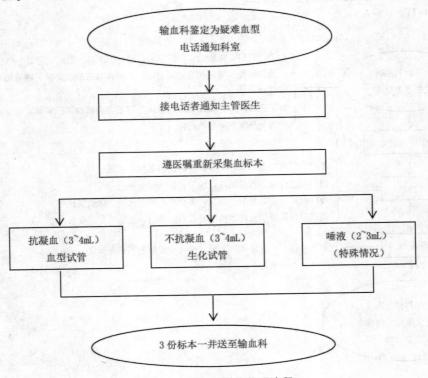

图 4-19　疑难血型的处理流程

二十、药液外渗的处理流程

见图 4-20。

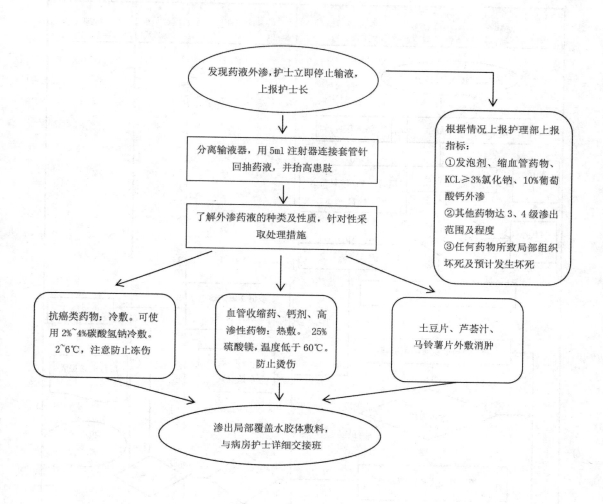

图 4-20 药液外渗的处理流程

二十一、压疮风险评估及难免压疮上报管理流程

见图 4-21。

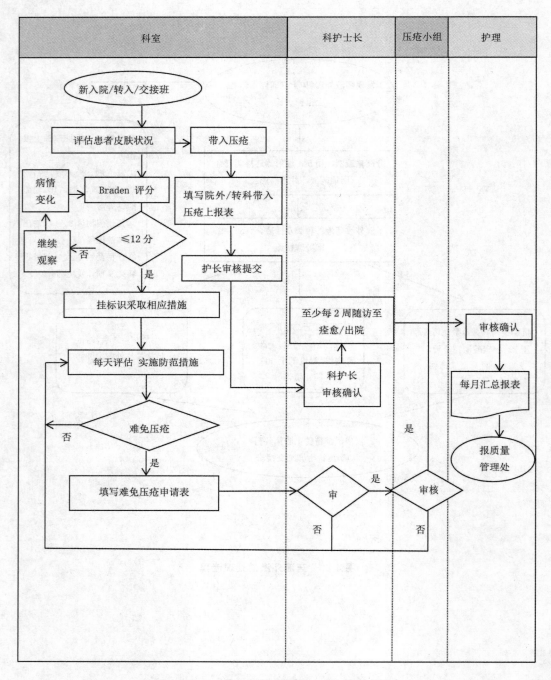

图 4-21 **压疮风险评估及难免压疮上报管理流程**

二十二、院内压疮上报管理流程

见图 4-22。

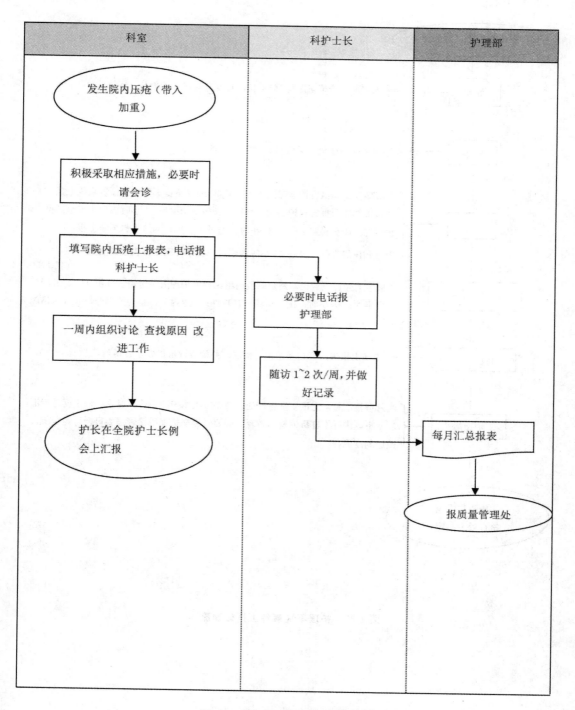

图 4-22　院内压疮上报管理流程

二十三、护理不良事件上报处理流程

见图 4-23。

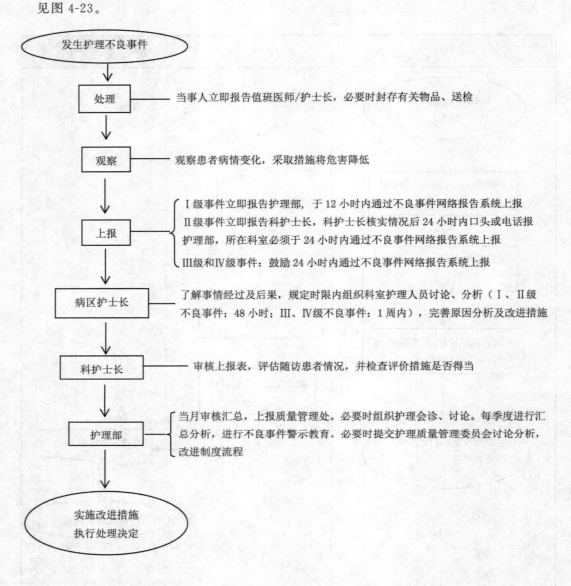

图 4-23 护理不良事件上报处理流程

二十四、心脏外伤手术患者的抢救流程

见图 4-24。

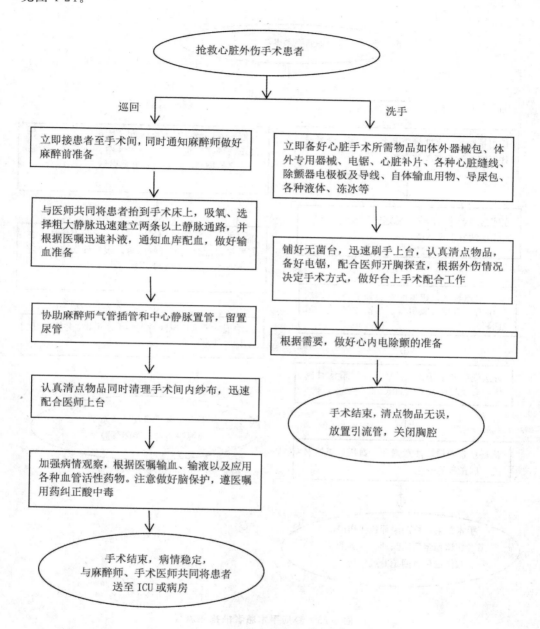

图 4-24 心脏外伤手术患者的抢救流程

二十五、脑疝手术患者的抢救流程

见图 4-25。

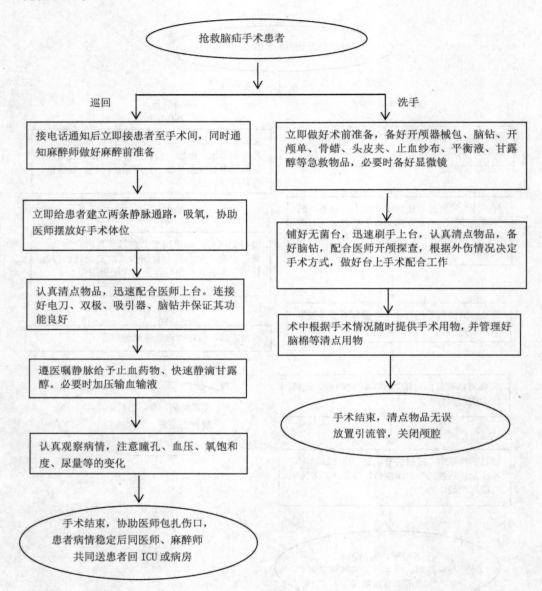

图 4-25　脑疝手术患者的抢救流程

二十六、宫外孕破裂手术患者的抢救流程

见图 4-26。

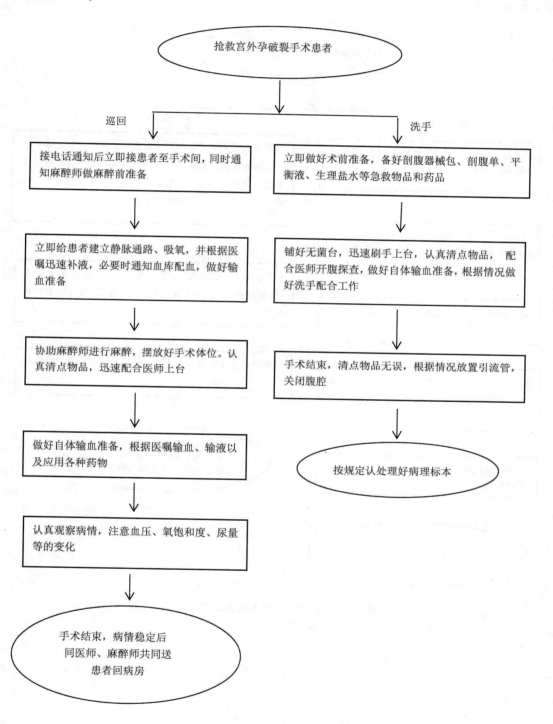

图 4-26 宫外孕破裂手术患者的抢救流程

二十七、胸/腹外伤手术患者的抢救流程

见图 4-27。

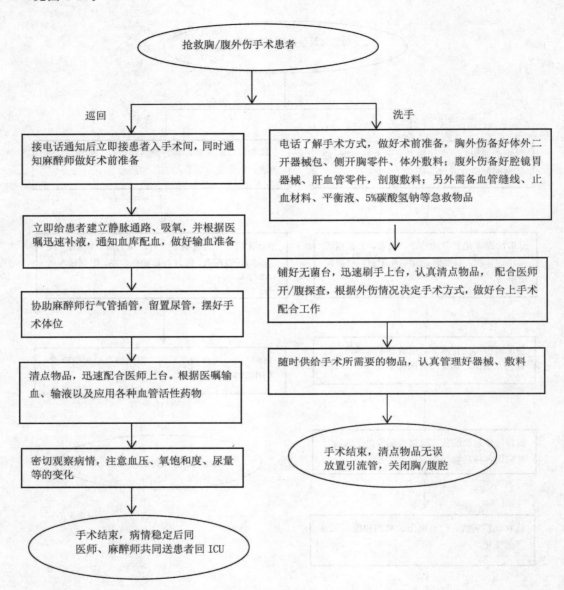

图 4-27　胸/腹外伤手术患者的抢救流程

二十八、气管异物手术患者的抢救流程

见图 4-28。

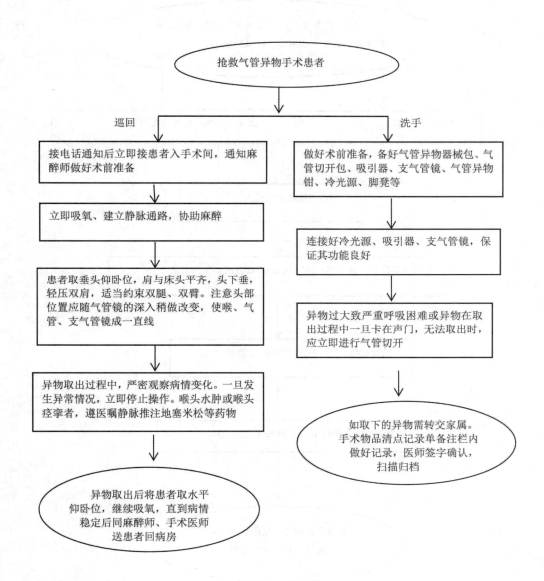

图 4-28 气管异物手术患者的抢救流程

二十九、利多卡因中毒患者的抢救流程

见图 4-29。

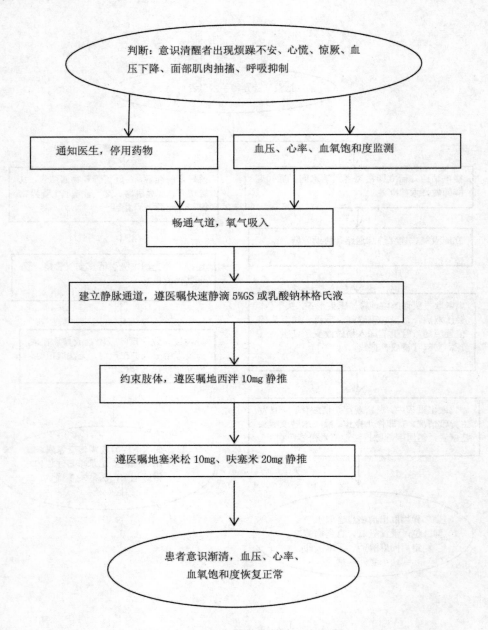

图 4-29 利多卡因中毒患者的抢救流程

三十、心脏压塞患者的抢救流程

见图 4-30。

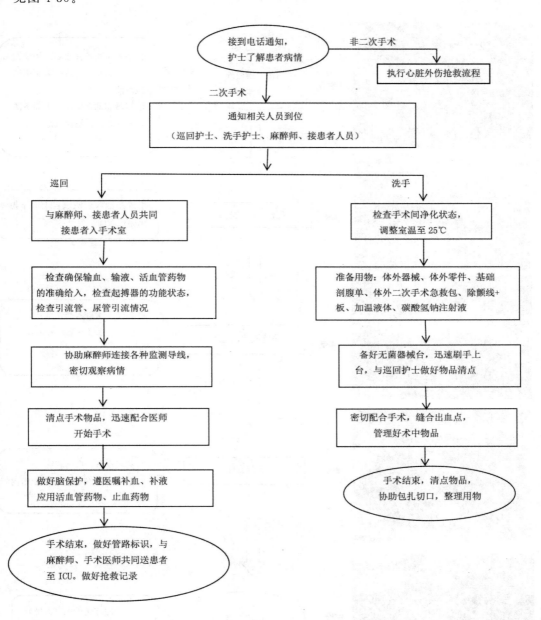

图 4-30　**心脏压塞患者的抢救流程**

三十一、肠镜床边预处理流程

见图 4-31。

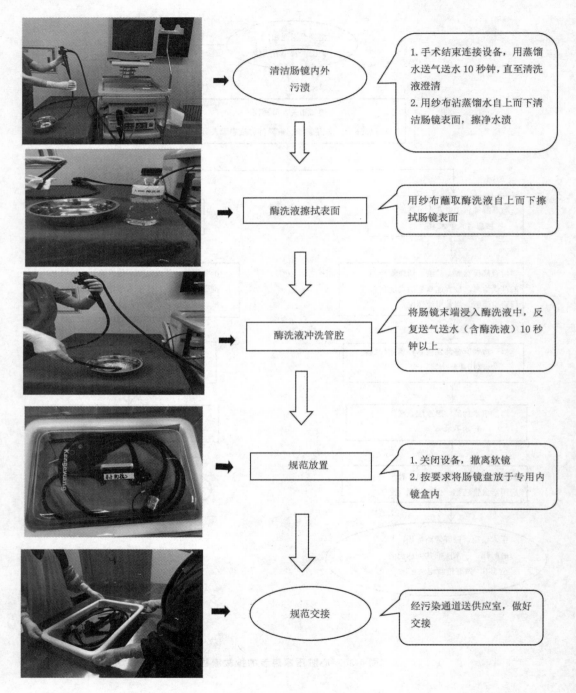

清洁肠镜内外污渍 ← 1. 手术结束连接设备，用蒸馏水送气送水 10 秒钟，直至清洗液澄清
2. 用纱布沾蒸馏水自上而下清洁肠镜表面，擦净水渍

酶洗液擦拭表面 ← 用纱布蘸取酶洗液自上而下擦拭肠镜表面

酶洗液冲洗管腔 ← 将肠镜末端浸入酶洗液中，反复送气送水（含酶洗液）10 秒钟以上

规范放置 ← 1. 关闭设备，撤离软镜
2. 按要求将肠镜盘放于专用内镜盒内

规范交接 ← 经污染通道送供应室，做好交接

图 4-31 肠镜床边预处理流程

三十二、胆道镜预处理流程

见图 4-32。

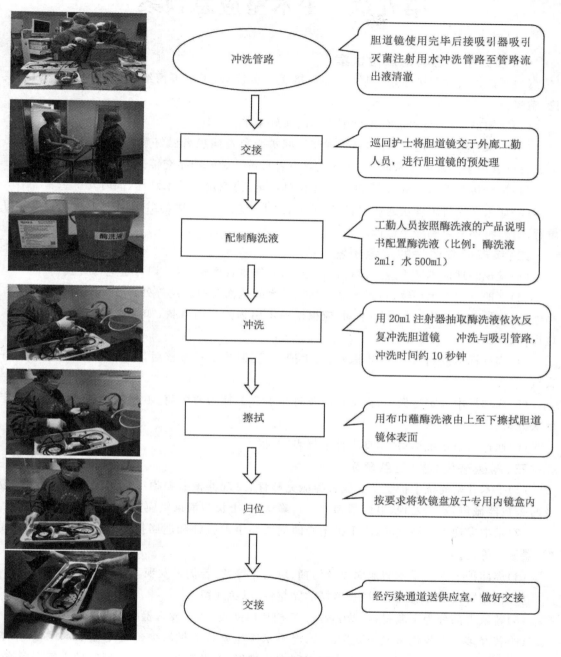

冲洗管路 —— 胆道镜使用完毕后接吸引器吸引灭菌注射用水冲洗管路至管路流出液清澈

交接 —— 巡回护士将胆道镜交于外廊工勤人员，进行胆道镜的预处理

配制酶洗液 —— 工勤人员按照酶洗液的产品说明书配置酶洗液（比例：酶洗液2ml：水 500ml）

冲洗 —— 用 20ml 注射器抽取酶洗液依次反复冲洗胆道镜　冲洗与吸引管路，冲洗时间约 10 秒钟

擦拭 —— 用布巾蘸酶洗液由上至下擦拭胆道镜体表面

归位 —— 按要求将软镜盘放于专用内镜盒内

交接 —— 经污染通道送供应室，做好交接

图 4-32　胆道镜预处理流程

第五章　手术室应急预案

一、接错手术患者的应急预案

（1）医护人员发现接错患者后，立即与接送人员核对，了解事情经过，不得在患者面前议论、喧哗。

（2）通知护士长，尽可能合理调配手术间实施手术。

（3）如果将患者错送手术间，该手术间巡回护士负责向患者做好解释工作，与接患者人员一起将患者送至正确的手术间内；认真核对患者身份并做好物品交接。

（4）接错接台手术患者时，及时与手术医师沟通，协商调整手术顺序，同时安抚患者。

（5）如果必须将患者送返病房，巡回护士、护士长应与手术医师共同向患者及其家属做好解释工作，将不良影响降至最低。

二、病理标本遗失的应急预案

（1）发现病理标本遗失应立即报告护士长，通知主管医师，尽一切力量进行查找。

（2）立即查找手术用物，包括器械、敷料、手术间地面及垃圾筐等处。

（3）如果手术用物已离开手术间，应根据手术用物的去向查找，如洗衣房、器械刷洗区域、垃圾存放处等。

（4）病理标本找到后，由手术医师、洗手护士、巡回护士三方核对，无误后送病理科并做好交接。

（5）病理标本确定遗失后，护士长应及时与主管医师沟通协商，上报护理部、医务处，确定解决方案。

（6）通过网络系统填写"不良事件上报表"上报。

三、器械缺失（损）应急预案

（1）手术开始前洗手护士认真检查器械完整性，发现器械有缺损或螺丝脱落等情况时，应及时查找器械包，若未发现，电话通知护士长确认，护士长与消毒供应中心联系查找或更换。

（2）术中发现器械缺损时，洗手护士应即刻通知手术医师和巡回护士，立即查找手术野周围、器械台等处。

（3）巡回护士查找手术间地面以及污桶、垃圾筐等处，若仍未发现，应立即通知护士长。

（4）找到缺失部分后，立即核查器械的完整性，以免残留。

（5）若缺失部分为金属材料，请影像科 X 拍片协助查找，并发送检查报告单。

（6）若经多方查找仍未发现缺失部分，经手术医生确认器械缺失部分不在手术区域，术毕在备份的手术物品清点单备注栏内详细书写查找过程，手术者、洗手护士、巡回护士签字备案。如无法确认缺失部分的去向，立即上报护理部，根据上级部门要求进行处理。

（7）通过网络系统填写"不良事件上报表"上报。

四、术后器械遗失应急预案

（1）发现术后器械遗失，应立即告知护士长及医生，并组织查找。

（2）暂缓送患者出手术间，相关人员在器械找到前，不得将敷料和垃圾运离手术室。

（3）查找器械可能遗失的地方，如手术间、该台手术的敷料和垃圾筐、运送器械的途中等。

（4）如果该手术的敷料已回收，应立即到洗衣房查找。如垃圾已回收，应立即查明垃圾的去向，并查找。

（5）如经反复查找未果，填写器械遗失记录并签字，根据相关规定进行赔偿，必要时填写不良事件上报表。

五、患者发生皮肤损伤的应急预案

（1）发现患者发生皮肤损伤（压疮、电灼伤、烫伤、擦伤、药物外渗）后应立即通知护士长、手术医师，尽快采取补救措施。

（2）根据局部皮肤损伤情况进行相应处理。

根据医嘱使用外用药物及执行其他护理措施。

局部加软垫保护，防止继续受压。

（3）由医师负责做好患者及家属的解释工作，减少医疗纠纷的发生。

（4）术后与病房护士严格交接局部皮肤情况，并在患者交接记录单上详细记录。

（5）做好患者的回访工作，观察局部皮肤愈合情况。

（6）上报护理部，科室组织讨论，通过网络系统填写"不良事件上报表"上报。

六、批量伤员急救应急预案

（1）值班护士接到批量伤员需到手术室进行急诊手术的通知后，应详细询问伤员的数量，初步诊断及行何种手术等情况。立即向护士长汇报（常规工作日内线电话；夜间、节假日手机联系）。护士长酌情向护理部或医务处汇报。

（2）护士长详细了解需要手术患者的具体情况及特殊需求，根据手术伤员的数量及严重程度进行安排和协调。通知相关人员（无菌物品准备间）做好器械、敷料、耗材的准备工作。人员不足时立即通知休班人员到岗。

（3）伤员种类、数量多，科室无法应对时，由手术部总护士长负责调配各手术室协助手术。

（4）常规工作日手术较多时，与相关科室医师协商，适当将常规手术延后，并做好患者家属的解释工作，如协调有困难时，必须上报护理部及医务处，协助协调。夜间或节假日，护士长必须立即到岗，根据需要通知安排护士，护士接到通知后必须在 20min 内赶到手术室，任何人不得以任何理由拒绝、推诿。

（5）护士长根据伤员病情的轻重缓急，合理安排接患者顺序。

（6）患者需要抢救时严格执行抢救工作制度。

（7）指定专门人员为各手术间提供充足的急救物品、药品等，专人协助取血制品，以提高抢救效率。

（8）无家属患者随身携带的物品应由巡回护士、手术医师 2 人仔细清点，详细记录后装入塑料袋内暂存，待患者家属赶到后与其进行当面交接并签字。

（9）所有手术用物均执行感染手术处理规定，如手术器械包、敷料包用量过大时，应通知消毒供应中心，防止延误常规手术。

（10）批量伤员手术进行中，护士长随时向护理部汇报手术进展情况，手术结束护士长向护理部详细汇报手术相关情况。

七、仪器设备术中出现故障应急预案

(1)共用仪器设备应尽量多科使用,并准备可替代设备。

(2)仪器设备术中出现紧急故障时,巡回护士立即电话通知设备管理员及分管护士长,设备管理员5min之内赶到手术间查看原因。

(3)经过检查,简单故障能够及时(10min以内)排除的,应立即恢复手术使用。如果短时间不能恢复使用,设备管理员、护士长协调协助准备替代设备,防止延误手术。若无备品供手术使用,立即报护士长、设备处长及科室主任,积极寻求解决方案。联系厂方提供备品,必要时报医务处及分管领导。

(4)仪器设备院内无法维修,设备管理员立即汇报医学工程处负责人,联系外出维修,并做好详细的维修记录及设备维修的交接记录。巡回护士在该设备使用记录本上注明设备出现故障的情况及维修的起止时间等。

八、信息网络系统故障应急预案

(1)科室准备网络故障包,内备各种表格,如手术物品清点单、医嘱单、手术通知单、病理标本检查单、输血记录单等,以备信息系统故障时使用。

(2)各种原因使信息系统出现故障时,各项工作进入非信息化的常规模式。白天立即上报护士长;节假日、夜间值班时立即报微机室,询问故障持续时间以采取相应措施。

(3)遇到短时间可恢复的网络故障时:术中增加、减少的物品等均由巡回护士与洗手护士认真核对后做好书面记录,网络恢复后及时将中断信息输入到PDA或台式电脑中。

(4)各类医嘱执行留有执行时间,网络恢复后请手术医师按要求及时补录医嘱,并及时录入执行时间。

(5)标本条码无法打印时,巡回护士、洗手护士与手术医师共同处理好标本,并妥善保管。网络恢复后及时联系医师打印条码并送检。

(6)网络故障发生期间,护士长加强与各手术科室的联系,如遇手术患者死亡或其他原因急需出院者,所在科室应及时与手术室联系,联系信息处寻求解决方案。

(7)网络恢复后,补录各项记录时,应加强与麻醉师、手术医师的沟通,确保各种记录时间的一致性。

九、火灾应急预案

(1)发生火灾时应根据不同时间、不同火情采取不同的应急预案。

(2)火情可控者根据燃烧物的不同,利用周围可用物品及灭火器立即扑灭初期火灾(棉物用水灭;电火先断电;油火、酒精先隔绝空气)。

(3)火情有可能蔓延及不可控时,应立即分为通讯联络组、灭火行动组、疏散转运组、安全防护组,迅速有序进行灭火和疏散。

首先发现火源者:大声呼救(报火灾地点),通知护士长及麻醉科主任,同时利用周围可用之物压制火势。

火灾现场总指挥:为在班的手术室护士长及麻醉科主任(夜间为巡回护士),接到呼救,立即赶赴现场、统一指挥、分解任务、安排调度各行动组有序工作。

通讯联络组:成员为火源的发现者及护士站人员(夜间为火源发现者及巡回护士),接到呼救,启动消防报警装置;拨打消防值班室电话,报明起火部门及详细地址、燃烧物、火势大小、有无被困人员、报警人姓名及电话。及时接听电话及上报火情,负责火场通讯联络,信息传递。

(4)灭火行动组:成员为手术助手、巡回护士及救援人员,巡回护士利用周围可用物品压制火焰,切断电源,关闭氧气阀门,清除火源周边的可燃物。手术助手取回就近灭火器材灭火。火情严重时在保障自身安全的前提下,阻止火势蔓延速度,等待消防队救援的到来,接到总指挥通知后撤离火场。

(5)疏散转运组:成员为麻醉师、手术者及洗手护士。①麻醉师:全麻患者麻醉师移动手术床,保护患者,立即准备简易呼吸器与氧气枕,做好安全撤离准备工作。手术者:酌情做好止血工作,用手术粘贴巾覆盖手术切口,准备撤离。洗手护士:配合医生封闭切口,酌情清点手术台上棉球、纱布等。②局麻、硬膜外麻醉者稳定患者情绪,避免恐慌。③按规定路线撤离:转运时可根据患者的具体情况酌情采用手术床、手术推车、轮椅、器械车、敷料单等转运工具,勿乘坐电梯,用湿毛巾捂住口鼻,并尽可能将身体放低位置。④疏散时尽可能地撤出易燃、易爆物品,转移贵重仪器及科技资料。⑤听从指挥,有秩序地到达指定地点,清点疏散人数。⑥不需疏散时听从安排,加入灭火行动组实施灭火。

(6)安全防护组:成员为工勤人员,打开消防通道,做好增援工作,引领保卫处或消防人员到达火灾发生地点。

(7)发生火灾时,无手术的机动人员服从火灾总指挥的安排,立即到指定岗位参与灭火工作。

十、停电或突然停电的应急预案

(1)手术室应备好应急灯、手电筒、UPS 电源、非电动吸引器等停电应急设施,各班人员严格执行停电应急设备管理规定,定期检查,保证其处于备用状态。

(2)局部线路故障,突然停电后应立即到外廊检查相应电闸是否断开,同时通知工程师立即赶赴现场。立即通知护士长及电工班。护士长立即到达现场察看停电情况,根据需要,从其他正常供电线路引电,保证手术所需的仪器设备正常工作,以满足手术需要。

(3)接到大范围临时停电的通知后,了解停电持续时间和停电的范围,并根据情况立即做好停电准备。关闭暂时不用的带电设备、电脑保存文件并退出界面等。手术结束的患者酌情在手术间等候,暂缓送患者离开。连台手术暂缓接患者。进行中的手术由手术医生根据情况决定继续进行或暂停。

(4)突然停电后,任何人员不得离开手术间和患者,开启应急灯照明(无影灯自动亮灯)。在正式供电之前应找好替代办法,保证手术安全。值班人员立即拨打电工班电话或通知护士长、设备管理员,呼叫相关人员立即到现场排除故障。

(5)全麻患者,备好氧气枕及简易呼吸器等,使用简易呼吸器维持呼吸。并密切观察患者面色、血氧饱和度、意识、生命体征等。

(6)对无法使用电刀止血,出血量较多的患者,备好止血材料和止血药品,将简易吸引器备至手术间内。

(7)使用微量泵的患者,在微量泵蓄电池电量不足时,可改用静脉缓慢滴注法。需要使用吸引器吸痰的可改用 50mL 注射器接吸痰管吸痰或使用简易吸引器吸痰。

(8)断开与患者连接的导联线、管路等附件,关闭医疗设备电源,必要时拔下电源线插头,待恢复供电后再启用。

(9)硬麻及局麻清醒患者,应做好心理安慰工作,手术人员不得大声喧哗,以免引起患者恐慌。

(10)设备管理员与护士长要加强巡视,了解各手术间手术进行情况及应急照明情况。随时通过电话与电工组联系,了解停电持续时间。

(11)接送患者途中因停电被困电梯时,手术室工作人员应请患者及其亲属保持镇静,密切观察患者情况,拨打电梯救援电话(或通知科室人员协助呼救)等候救援或配合院方人员采取应急措施。

(12)若为大面积长时间停电,必须立即上报医院主管部门。

十一、突发气体故障应急预案

(1)手术室内各种气源接口采用不同颜色做醒目标识,一旦发生气体泄漏等紧急问题时,能立即判断、准确处理。

(2)手术室内氧气、压缩空气等气体均由供氧中心管理,如遇气体故障应立即报告护士长或电话通知供氧中心。

(3)手术间内气源接口均有两套,若其中一个接口出现故障无法使用时,可先使用备用接口,以免延误手术,同时通知设备管理员联系维修。

(4)如遇无气体输出时应迅速判断是否为以下情况:

气源室气瓶无气体－立即打开备用气瓶。

气腹机接口与吊塔或者墙壁接口接触不良——将接口重新安装。

管路打折、进气针堵塞——查找原因,检查管路及器械。

(5)手术间气体发生严重泄露时,应第一时间赶到气源室,将气体总阀门关闭,并通知设备管理员,告知详情,以便维修。

十二、冰箱温度不合要求应急预案

(1)发现冰箱温度不合要求时,立即查找原因(如断电、冰箱门未关闭、设置温度改变等),解除后再观察运行情况及温度。

(2)出现故障无法排除,立即通知护士长及设备维修人员。故障排除前尽量减少冰箱门的开启次数。

(3)若故障短时间无法排除,立即做好冰箱内物资的转移准备。

冰箱故障或局部断电,联系物资转移至中区麻醉科。若区域停电,联系中区重症监护室。

根据手术情况预留即将使用的药品、物品。

将冰箱内冷藏及冷冻物品、药品清点后分类盛放,做好标识。

与物品暂存科室做好交接班。

(4)在冰箱温度监测记录单上记录故障的时间及采取的措施。

十三、术中电灼伤的应急预案

(1)患者术中发生电灼伤,立即通知医师,停止使用电外科设备,使用冰盐水纱布覆盖灼伤处。

（2）立即通知护士长查看患者皮肤损伤情况、设备维修人员查看设备功能状态。

（3）手术医师评估皮肤灼伤程度并提出治疗措施：如较小灼伤涂抹烫伤软膏并做好保护，防止术中损伤加重；较大灼伤时请烧伤科医师会诊。

（4）如为设备或耗材故障应立即予以更换。

（5）术毕巡回护士在手术患者交接记录单上注明局部皮肤情况并与病区护士交接。

（6）填写不良事件上报表，上报相关部门。

十四、甲醛外泄应急预案

（1）甲醛溶液不慎喷溅到皮肤或衣服上，立即脱去衣服，用大量流动清水冲洗皮肤至少15min。不慎溅入眼睛内，立即用大量流动清水或生理盐水彻底冲洗至少15min，必要时请眼科会诊。

（2）当甲醛溶液泄漏量小于100mL时，用布巾吸附清除液体，污染区域用清水擦洗两遍。

（3）当泄漏量大于100mL时，立即开窗通风，保证安全情况下可打开排风设施，门外悬挂"禁止入内"标识，个人穿戴防护用品（穿防护服、防护鞋，戴防护眼镜、口罩和手套）。用布巾吸附清除液体，对整个污染区域进行清洁，并做好防火准备（首选灭火器灭火，不能用水灭火）。

（4）通风半小时。

（5）上报护士长，记录泄漏的时间、泄漏量、处理过程以及受污染的人员等。必要时上报安委会。

第六章　手术室岗位管理

第一节　手术室护士岗位职责

一、洗手护士岗位职责

(1)术前访视患者，了解患者的病情及手术所需，充分估计术中可能发生的意外，做好充分的术前准备。

(2)做好分管卫生区的晨间清洁消毒工作。

(3)洗手护士提前 15~30 分钟上台，整理好无菌器械台，与巡回护士、手术医师共同准确清点手术物品等，确保首次清点无误。

(4)术中与术者密切配合，保证手术的顺利进行。

(5)器械用后迅速收回擦净血迹，保持手术野及器械台的整洁。术中可能污染的器械和物品，放在固定的位置上，防止污染扩散。

(6)随时关注手术进展，术中若发生意外情况，及时和巡回护士联系，尽早备好抢救器械及物品。

(7)术中严格监督指导手术人员的无菌操作。

(8)关闭体腔及切口前后，再次与巡回护士、手术医师共同清点手术物品，防止物品遗留体腔。

(9)手术结束协助擦净伤口及引流管周围的血迹，包扎伤口。

(10)妥善管理手术病理标本，与手术医师共同处理手术病理标本，在标本登记本上双签字。

(11)与巡回护士共同核对手术物资的使用情况。

(12)认真处理术后器械、物品。精密、锐利、贵重手术器械交接时单独放置，切勿损坏遗失器械。

(13)将未用灭菌包送回无菌间固定位置，协助巡回护士做好手术间的终末处理。指导保洁人员做好手术间的清洁消毒工作。

二、巡回护士岗位职责

(1)术前访视患者，了解患者的病情、手术名称及术中所需特殊用物等，做好充分的术前准备。

(2)手术间物体表面进行清洁消毒。检查手术间内物品、设备是否适用，根据当日手术需要落实、补充各种物品。

(3)保持手术间整洁、安静，随时调节手术间温度，一般室温维持在 21~25℃，湿度30%~60%。

(4)患者进手术间后,巡回护士按要求核对患者身份及所带用物。按照要求与麻醉师、手术医师共同做好安全核查。

(5)做好患者心理护理,检查手术区的皮肤准备情况,根据患者情况做好压疮预防工作。

(6)做好患者约束工作,根据手术需要摆好手术体位,充分暴露手术野。

(7)建立静脉通路,协助麻醉师做好麻醉,注意观察输液情况。

(8)与洗手护士、手术医师共同清点手术相关物品,准确录入 PDA 并复诵。

(9)协助手术者穿衣、生理盐水冲洗手套上的滑石粉、调节灯光,连接电刀、吸引器等。

(10)手术中坚守工作岗位,注意观察手术进展,随时供给手术所需的一切物品。充分估计术中可能发生的意外,做好应急准备工作,及时配合抢救。

(11)监督手术人员的无菌技术操作,如有违反,立即纠正。保持室内清洁、整齐、安静。

(12)在关闭体腔或手术结束前,与洗手护士、手术医师清点上述物品。

(13)手术中途调换需严格执行交接班制度,在手术物品清点单备注栏里详细注明交接情况并签字。

(14)手术结束,协助术者包扎伤口,护送患者回病房,与病房护士交接患者病情、所带物品以及皮肤情况等,在手术患者交接记录单上签名。

(15)做好手术间终末处理。

三、夜班护士岗位职责

(1)认真检查和交接 PDA、各种药品、急救器械包、急救物品、物流桶、钥匙等。做好夜班期间消防、治安巡检工作。

(2)配合白班未完成的手术,认真交接并签名。

(3)负责完成夜间一切急诊手术配合,处理夜间的一切事务。

(4)坚守工作岗位,不得外出和会客,大门及时上锁。

(5)认真检查门窗、水电、氧气、注意安全。

(6)周末夜班清空、补充温箱内液体。

(7)督促保洁人员做好室内清洁工作。

(8)晨 7:00 开启各手术间层流系统,将温度调至 25℃。

(9)认真做好夜班各种文书记录。

四、值班护士岗位职责

(1)严格交接班,做好 PDA、手术间钥匙、急救器械包、急救物品、公用药品的交接工作,如有疑问,及时查找。

(2)每天 8:00 完成酸化水及含氯消毒剂监测并记录。用消毒液对物流桶和取血箱进行擦拭消毒并记录。

(3)每周检查公用药品有效期、质量。

(4)严格按照收费标准进行收费,做到不多收、不少收、不漏收。并与收费员核对费用录入情况,杜绝漏收费和错收费等情况的发生。

(5)督促接送手术患者人员及时送检手术标本,并逐项核对所有手术标本送检情况,发现问题及时查找。

(6)严格遵守服务规范,文明礼貌接听电话,及时汇报和答复电话内容。

(7)了解各手术间手术进展情况,及时向护士长汇报,以便护士长安排及调整手术。

(8)护士长不在岗时合理安排急诊手术及夜班交接班等工作。

(9)如遇抢救患者,及时联系护士长,参与和组织有效抢救。

五、总务护士岗位职责

(1)严格按照科室规定做好手术室一次性耗材的请领、发放、回收、收费等环节的管理。

(2)每天清点交接机动柜及冰箱内耗材,根据夜班使用情况及时补充并检查收费。

(3)每天两次监测冰箱温度并记录,检查冰箱冷链监测情况,异常报警及时排查。

(4)每天根据手术情况及时供应、记录各手术间特殊及贵重耗材,并检查收费情况,杜绝漏收费或不收费等情况的发生。

(5)每天检查和补充各手术间使用的一次性低值耗材。

(6)每月检查库存物品的质量及有效期,根据灭菌时间先后次序进行发放,防止物品过期浪费。

(7)根据手术及库存物品情况,按计划及时上报护士长请领物品。

(8)每月核实高值耗材领用、使用以及库存量,账物相符。

(9)主动下送,及时征求意见,改进工作,提高工作效率。

(10)及时上报医疗器械不良事件。

第二节　手术室护士岗位工作质量标准

一、洗手护士工作质量标准

详见表 6-1。

表 6-1　洗手护士工作质量标准

工作质量要求	分值	扣分标准
1.做好患者术前访视:全面评估患者情况,了解患者病情,根据手术需要做好充分术前准备	5分	未访视患者扣1分;特殊用物未准备影响手术扣2~4分
2.分管区域管理到位:责任区物品齐全,摆放符合手术间布局图,环境整洁	5分	一项不符合要求扣1分
3.严格落实各项查对工作,查对规范、细致	10分	一项不规范扣2分,未核查扣5分
4.规范执行无菌技术操作规程。操作规范、无菌观念到位	10分	无菌技术操作一处不符合要求扣1分
5.提前15~30分钟刷手,器械台整理规范、器械功能检查到位	10分	未提前上台扣1分;器械功能不良未查出,影响手术扣2~5分

工作质量要求	分值	扣分标准
6.与巡回护士、手术医生共同清点手术相关物品,数目准确无误	5分	物品数目清点不准确不得分,清点不规范扣1～2分
7.术中传递器械准确、迅速。随时保持器械清洁及功能位	5分	传递不规范扣1分,血迹未及时擦净扣1分
8.监督其他手术人员无菌技术操作情况。监督到位,管理严格	5分	其他手术人员违反无菌原则未及时纠正扣2～3分
9.术中若发现大出血、心脏骤停等意外情况,及时和巡回护士联系,尽早备好抢救器械及物品	10分	术中发生意外,未及时与巡回护士联系,影响急救,扣10分
10.关闭胸、腹腔和缝合伤口前后,与巡回护士、手术医师共同清点手术相关物品,数目准确无误	10分	因清点延长手术时间30分钟以内扣5分;超过30分钟扣10分
11.手术完毕协助擦净伤口及引流管周围的血迹,协助包扎伤口	5分	伤口周围血迹未擦净一次扣1分,伤口包扎不良一次扣1分
12.妥善管理手术病理标本,按标本处理制度执行	10分	标本处理不符合要求扣2～5分,标本丢失扣20分
13.与巡回护士对手术相关记录进行双人核查	5分	未核对一项扣1分
14.按规定交接、处理术后器械及物品	5分	器械或零件丢失、损坏扣2～5分,并按价赔偿
合计	100分	

二、巡回护士工作质量标准

详见表6-2。

表6-2　巡回护士工作质量标准

工作质量要求	分值	扣分标准
1.做好患者术前访视:全面评估患者情况,了解患者病情,根据手术需要做好充分术前准备	5分	未访视患者扣1分,患者信息了解不全扣1分,物品准备缺一样扣1分
2.分管区域管理到位:责任区物品齐全,摆放符合手术间布局图,环境整洁	5分	一项不符合要求扣1分
3.严格落实各项查对工作,查对规范、细致	5分	一项不规范扣2分,未核查扣5分
4.规范执行无菌技术操作规程,操作规范、无菌观念到位	10分	无菌技术操作一项不符合要求扣1分
5.做好患者的交接工作,严格核对患者身份。交接规范、身份核查方式正确	5分	交接不规范一处扣1分,查对不仔细扣1～5分
6.按规定做好安全核查。站位规范、核查符合要求	3分	核查不规范一处扣1分
7.做好患者心理护理,适当约束,防止坠床。沟通到位,约束方法适当	5分	一项不符合要求扣1分

工作质量要求	分值	扣分标准
8.规范摆放手术体位。暴露充分、保护到位、患者舒适	10 分	体位摆放不符合要求扣 2 分
9.保暖措施到位,安全防护到位,无灼伤、烫伤	5 分	一项不符合要求扣 1 分
10.输液输血操作符合规范。查对规范、细致不漏项	5 分	操作一处不符合要求扣 1 分,因查对不严出现问题扣 5 分
11.物品清点准确无误、记录规范、准确	10 分	物品数目清点不准确扣 10 分
12.术中所需供应及时。坚守岗位,供应及时、无拖延	5 分	无故离岗扣 5 分;物品供应不及时扣 2 分
13.重大手术充分估计术中可能发生的意外,做好应急准备	5 分	一项不符合要求扣 2 分
14.做好手术间管理,监督其他人员无菌技术操作。监督到位,管理严格	5 分	一项不符合要求扣 2 分
15.各种记录书写完整、准确。与病房护士或 ICU 护士规范交接班	10 分	一项不符合要求扣 2 分
16.术毕手术间终末处理符合要求。PDA 按要求处理	5 分	一处不符合要求扣 1 分
17.指导保洁员做好手术间的清洁消毒工作	2 分	一项不符合要求扣 1 分
合计	100 分	

三、夜班护士工作质量标准

详见表 6-3。

表 6-3　夜班护士工作质量标准

工作质量要求	分值	扣分标准
1.次日分管区域管理到位:责任区物品齐全,摆放符合手术间布局图,环境整洁	5 分	一处不符合要求扣 1 分
2.严格落实各项查对工作,查对规范、细致	5 分	一项不规范扣 2 分,未核查扣 5 分
3.规范执行无菌技术操作规程,操作规范、无菌观念到位	10 分	无菌技术操作一项不符合要求扣 1 分
4.认真检查和交接各种药品、急救器械包、机动柜物品、钥匙、PDA 等。交接清楚、落实到位	10 分	一项物品交接不清扣 2 分
5.认真检查门窗、水电、氧气,注意安全。巡查全面、细致	10 分	一处不符合要求扣 2 分
6.配合白班未完成的手术。手术配合质量合格、无投诉	10 分	手术物品交接不清扣 5~10 分
7.负责夜间一切急诊手术,接患者及时,不得无故延误手术	10 分	接患者不及时扣 5 分
8.合理安排急诊手术,及时呼叫听班人员,必要时请示护士长	10 分	安排不合理扣 2 分
9.坚守工作岗位,负责手术室的安全管理工作	5 分	未坚守岗位扣 1 分,其他一项不符合要求扣 1 分

10.周日夜班清空、补充温箱内液体。记录规范、补充液体满足手术需要	5分	一处不符合要求扣1分
11.督促夜间保洁人员,做好室内清洁卫生工作,监督到位,保洁员处理符合要求	5分	卫生清洁不彻底扣1分
12.认真做好夜班各种文书记录,记录规范、全面	5分	记录不合要求扣1~2分
13.早7:00开启个手术间层流,温度调至25℃	5分	一项不符合要求扣分
14.规范交接班	5分	交班不规范扣2~5分
合计	100分	

四、值班护士工作质量标准

详见表6-4。

表6-4　值班护士工作质量标准

工作质量要求	分值	扣分标准
1.分管区域管理到位:责任区物品齐全,摆放符合要求,环境整洁	5分	一处不符合要求扣1分
2.严格执行各项查对工作,查对规范、细致	10分	一处不符合规定酌情扣2~5分
3.与夜班护士交接应急物品、药品、PDA等。物品在位、功能正常,满足夜班所需	10分	物品交接不清一处扣1分
4.做好使用中消毒液的监测、记录工作,监测及时、记录规范	5分	一处不符合要求扣1分
5.规范接听电话,沟通到位。及时上报急诊手术,保障手术安排及时	10分	沟通不到位扣1~2分,急诊手术上报、安排不及时扣2分
6.协助手术患者抢救工作,通知相关人员及时,履行抢救过程中安排的职责	10分	一处不符合要求扣1分
7.做好取血工作,取血及时,交接规范	5分	不及时扣2~5分
8.做好每天手术的收费、核对工作。收费准确无纰漏	10分	一次不符合要求扣1分
9.做好借用物品管理。登记规范,回收及时	10分	记录不全扣2分
10.每天三次巡视手术间,掌握常规手术的进展情况,及时上报护士长各手术间进展	10分	巡视不到位扣2分,上报不及时扣2分
11.督促工人送检当日标本,检查核对标本送检情况,保证标本送检及时、有效	5分	一处不符合要求扣2分

12.确认第二日常规手术的手术医嘱。严格核对,确保准确、及时	5分	一次不符合要求扣1分
13.按规定准确预订手术餐	5分	一次不符合要求扣1分
合计	100分	

五、总务护士工作质量标准

详见表6-5。

表6-5　总务护士工作质量标准

工作质量要求	分值	扣分标准
1.无菌库房环境整洁,标识清晰,温湿度监测每天两次	5分	一处不符合要求扣1分
2.分管物品摆放有序,符合存放标准	10分	一处不符合规定酌情扣2~5分
3.术前一日备齐所有手术所需一次性耗材	10分	一件物品准备不齐扣1~3分
4.每天清点、交接冰箱及机动柜内物品。物品准备全面、交接无问题	10分	一处不符合要求扣1分
5.每天监测冰箱温度2次,并查看冰箱冷链管理监控情况2次,发现问题及时上报护士长	10分	一处不符合要求扣1分
6.每天核对使用的耗材,无错收、漏收	10分	错收、漏收一次未查出扣1~5分
7.每天补充机动柜内物品,物品准备全面、质量符合要求	10分	一处不符合要求扣1分
8.每天按基数补充手术间内一次性耗材,要求基数符合要求,摆放整齐	5分	未按基数补充扣1~2分
9.根据手术情况向护士长提交周、月计划请领需求,上报及时,准确	10分	一处不符合要求扣1分
10.每周抽查手术间一次性耗材的管理情况,按时检查,问题及时上报	5分	一处不符合要求扣1分
11.每月盘点一次性耗材,检查数量及效期,物品无过期,近效期物品处置符合要求	10分	一处不符合要求扣1分
12.每季度更换机动柜内所有物品	5分	未及时更换扣5分
合计	100分	

六、机动护士工作质量标准

详见表 6-6。

表 6-6　机动护士工作质量标准

工作质量要求	分值	扣分标准
1.按时参加晨会交班,遵守晨会交班纪律	10 分	未按时交班扣 1 分,未遵守纪律一次扣 1～2 分
2.检查手术室仪器设备使用登记情况。仪器设备检查细致无遗漏,检查问题反馈及时	10 分	未检查扣 10 分,检查不全面扣 2～4 分
3.积极主动完成相应手术的术前准备。准备齐全,积极主动,无脱岗	15 分	不积极主动扣 2 分,准备不到位扣 2 分
4.协助患者转运、规范做好患者交接工作。安全转运,交接规范	15 分	一处不符合规范要求扣 1 分
5.操作中规范执行无菌技术操作规程	10 分	一处不符合要求扣 1 分
6.遇有手术意外协助抢救。坚守岗位,履行抢救中安排的工作职责	20 分	不符合要求酌情扣 2～5 分
7.中午接替各手术间护理人员交替午餐	10 分	一处不符合要求扣 1～5 分
8.完成当日不在岗人员的术前访视、术后回访工作。访视全面无遗漏,患者特殊情况及时与巡回护士沟通	10 分	漏访一个扣 1 分
合计	100 分	

第七章 手术室操作考核标准

一、铺无菌台操作考核评分标准

详见表 7-1。

表 7-1 铺无菌台操作考核评分标准

项目	操作技术要求	分值	扣分标准	扣分原因	扣分
准备质量标准	1.仪表端庄、着装符合要求	5分	一项不符合要求扣1分		
	2.环境清洁、宽敞,净化开启30分钟以上	5分	一项不符合要求扣2分		
	3.洗手,戴口罩、帽子	2分	一项不符合要求扣2分		
	4.根据手术需要检查并备齐用物:无菌器械包、无菌敷料包、无菌手术衣、无菌持物钳、一次性用物、手消液	8分	用物缺一项扣1分		
操作质量标准	1.合理的布局操作环境(器械车距离周围)30cm以上	5分	未查对扣2分		
	2.检查并打开无菌持物钳,将记录开启时间的3M胶带,贴于持物钳筒外壁	4分	一项不符合要求扣2分		
	3.检查器械包外胶带,检查合格后打开外层敷料	5分	一项不符合要求扣2分		
	4.用持物钳依次打开无菌盖布、双巾	10分	一项不符合要求扣2分		
	5.取出包内化学指示卡,检查灭菌效果	5分	未查指示卡扣5分		
	6.取下弯盘,倒入适量酒精	6分	一项不符合要求扣1分		
	7.严格执行查对制度及无菌操作规程,用无菌持物钳将无菌物品依次夹至无菌台上	25分	跨越无菌区扣2分		
	8.按要求铺放盖布,将盖布拉平	5分	跨越无菌区扣2分		
终末质量标准	1.操作熟练,动作轻柔,符合无菌操作原则	10分	一项不符合要求扣2分		
	2.用过物品处置符合要求	5分	一项不符合要求扣1分		
总分		100分			

二、外科手消毒操作考核标准

详见表 7-2。

表 7-2　外科手消毒操作考核标准

项目	操作技术要求	分值	扣分标准	扣分原因	扣分
准备质量标准	1.按规定着装,佩戴帽子、口罩。摘除手部饰物	5分	一项不符合要求扣1分		
	2.修剪指甲,指甲长度不超过指尖,挽袖至肩部	5分	指甲长扣2分 衣袖不符合要求扣1分		
	3.检查灭菌手刷、消毒液在有效期内,刷手用物齐全,刷手设施处于功能位	5分	用物缺一项扣1分 一项不符合要求扣1分		
操作质量标准	1.流动水淋湿双手及双手臂	5分	一项不符合要求扣2分		
	2.取适量洗手液均匀涂抹至整个手掌、手背、手指和指缝,用六步洗手法揉搓双手至少15s,具体揉搓步骤不分先后。揉搓前臂、上臂下1/3,同法另一侧	10分	六步洗手法不正确扣2分 时间或范围不够扣2分		
	3.从指尖至手肘方向冲净双手及双手臂。取无菌手刷接适量洗手液,依次刷洗手指尖,手指侧面,手掌面、手背面,手腕部,交替刷洗前臂,至上臂下1/3,刷手时间3分钟	10分	刷手顺序不正确一项扣2分 时间或者范围不符合要求扣5分		
	4.用流动水从指尖向手肘单一方向冲净双手、前臂及上臂下1/3。注意保持双手位于胸前并高于肘部,使水由手部流向肘部	10分	冲洗方法不正确扣2分 手部倒置扣2分		
	5.取干手纸擦干双手,另取干手纸环形运动擦干前臂、上臂下1/3。同法擦干另一侧前臂及上臂下1/3。擦手时注意手不可接触到手臂	10分	水迹未擦干扣2分 范围不正确扣2分		
	6.取适量的手消毒剂六步洗手法揉搓涂抹双手	10分	六步洗手法不正确扣2分		
	7.左手取适量手消毒剂,将右手指尖浸泡在手消毒剂中(时间≥5s)。将消毒剂环绕涂抹右前臂、上臂下1/3,涂抹时不要超过刷手范围。持续揉搓10~15s,直到消毒剂干燥。同法,涂抹另一侧。时间1分钟	10分	浸泡指尖时间不足扣1分 涂抹不均匀,涂抹量不足扣2分 时间不足扣1分		
	8.取适量手消毒剂按六步洗手法均匀揉搓双手及腕部,时间15s	10分	六步洗手法不正确扣2分 时间不足扣1分		

终末质量标准	1.衣裤无溅湿 2.使用后的手刷等，放到指定的容器中 3.整体操作熟练流畅	10分	一项不符合要求扣1分		
总分		100分			

三、穿手术衣戴手套操作考核评分标准

详见表7-3。

表 7-3　穿手术衣戴手套操作考核评分标准

项目	操作技术标准	分值	扣分标准	扣分原因	扣分
准备质量标准	1.仪表端庄、着装符合要求	5分	一项不符合扣1分		
	2.检查包外3M胶带，打开手术衣外层包装	5分			
	3.无菌台上备好型号合适的手套	5分			
操作质量标准	1.外科手消毒后，打开手术衣内层包装，检查指示卡合格后取无菌手术衣一件，选择较宽的空间，面向无菌区，提起衣领，双手将手术衣轻轻抖开，检查手术衣有无破损	10分	未检查指示卡扣2分；未面向无菌区扣2分；手术衣有破损未更换扣3分		
	2.将无菌手术衣远离胸前，向空中轻轻抛起，双手顺势伸入衣袖内，双手向前平伸	10分	手术衣触及地面扣2分		
	3.由巡回护士从背后协助牵拉衣领并协助系好领口系带，穿好手术衣后手不能露出袖口	10分	污染手术衣扣5分 露出双手扣2分		
	4.检查手套的型号，取一手手套，退后一步，将掌心对着掌心，指尖方向相反，手套与手掌方向摆好，拇指扣住手套内缘，另一只手拉住手套外缘，套住衣袖，手顺势插进手套内。同法戴好另一只手	30分	未检查手套型号扣2分 未退后扣1分 污染手套扣5分		
	5.将腰前衣带解开，递与巡回护士，巡回护士用无菌持物钳协助穿好手术衣	10分	衣带未系扣2分		
终末质量标准	1.将衣带塞入胸前衣兜内，手套佩戴卡手美观	5分	一项不符扣2分		
	2.操作熟练，动作轻柔，符合无菌操作原则	5分	一项不符扣2分		
	3.物品处置符合要求	5分	一项不符扣2分		
总分		100分			

四、外科手术铺巾操作考核评分标准

详见表7-4。

表7-4　外科手术铺巾操作考核评分标准

项目	操作技术标准	分值	扣分标准	扣分原因	扣分
准备质量标准	1.按要求穿好无菌手术衣、戴好手套	5分	一项不符合扣1分		
	2.周围环境整洁、宽敞	5分			
操作质量标准	1.打开手术敷料包内层,检查灭菌指示卡是否合格	10分	指示卡未查扣2分		
	2.根据手术部位不同,先用相应无菌单铺于手术切口下方体侧或包裹头部、肢体	10分	不符合要求扣1分		
	3.小单的传递与铺巾方法 　　将小单1/3折叠,第1-3块反折面正对术者,最后一块反折面正对自己,双手持两端递给术者。铺巾顺序(未穿手术衣)下方→对侧→上方→近侧(穿手术衣)近侧→下方→对侧→上方	20分	递巾顺序错误扣2分 铺巾顺序错误扣2分		
	4.中单的传递与铺巾方法 　　洗手护士用手托中单,和术者一起将中单展开铺于手术切口周围,先铺下方,后铺上方,铺上下两端时手握中单两角向内卷遮住手背,避免污染双手	10分	手法不正确扣2分 污染一处扣2分		
	5.术者重新消毒手、穿好无菌手术衣、戴好手套后与洗手护士一起将有孔大单的孔对准手术切口部位,依次将大单向左、右两侧、上端和下端展开,展开时要手握大单两角向内卷遮住手背,以免污染双手。大单铺好后两侧下垂于手术床沿30cm以下	20分	手法不正确扣2分 范围不够扣1分 污染一处扣2分 层次不够扣2分		
	6.巡回护士根据手术将头侧或腿侧大单两边固定于吊杆上,高度为吊杆轴节处向上25cm,麻醉头架的安放高度为离床50cm	10分	高度不符合要求扣2分		

终末质量标准	1.操作熟练,动作轻柔,符合无菌操作原则	5分	一项不符合扣2分		
	2.物品处置符合要求	5分	一项不符合扣2分		
总分		100分			

五、整理器械台操作考核评分标准

详见表 7-5。

表 7-5　整理器械台操作考核评分标准

项目	操作技术标准	分值	扣分标准	扣分原因	扣分
准备质量标准	1.按要求穿好无菌手术衣,系好衣带,戴好手套	5分	一项不符合扣1分		
	2.周围环境整洁、宽敞	5分	不符合扣1分		
操作质量标准	1.打开手术敷料包内层,检查灭菌指示卡是否合格,将敷料台整理完毕	10分	指示卡未查扣2分		
	2.器械车紧靠敷料台,盆架等按规定靠近,把器械筐打开检查灭菌指示卡,搬到器械车上	10分	不符合要求扣1分		
	3.按要求将器械、敷料、大盆、电刀、吸引器等摆放整齐,将垃圾统一集中丢弃,台上小物件规范放置,留下吸引器包装袋盛放棉球	15分	不符合要求扣1分		
	4.按规范认真检查器械的完整性及功能是否良好,仔细把棉球分开并规范摆放,按规范装刀片	15分	不符合要求扣1分		
	5.严格按要求清点物品。清点垫子纱布时,应先用单巾遮住器械台,在单巾上清点,防止棉絮掉落在台上。所有器械应该往返来回先对点再单点共两遍。缝针应该先从针尖清点一遍,再从针尾清点一遍,检查完整性	20分	不符合要求扣1分		
	6.将消毒纱布夹好,用单巾包线,用吸引器袋把棉球装好	10分	不符合要求扣2分		
终末质量标准	1.操作熟练,动作轻柔,符合无菌操作原则	5分	一项不符扣2分		
	2.物品处置符合要求	5分	一项不符扣2分		
总分		100分			

六、体位摆放操作考核评分标准

详见表 7-6。

表 7-6　体位摆放操作考核评分标准

项目	操作技术要求	分值	扣分标准	扣分原因	扣分
准备质量标准	1.了解手术部位及方式,选择合适体位	10	体位选择错误扣10分		
	2.根据不同体位备齐用物: (1)垂头仰卧位:垫肩、沙袋、头圈、中单、专用头架 (2)侧卧位:肩垫、方垫、枕垫、骨盆垫、骨盆卡、高手架、中单 (3)俯卧位:俯卧位垫、垫肩、方垫、枕垫、头圈 (4)截石位:腿架、啫喱垫	10	用物缺一项扣1分		
操作质量标准	1.垂头仰卧位:肩下垫软垫,头部两侧沙袋固定;双上肢垂于身体两侧,中单固定;膝关节下垫软垫,膝带固定,踝关节下垫软垫	15	一项不符合要求扣2分		
	2.侧卧位:肾脏手术对准腰桥,上腿伸直下腿屈曲。胸科手术侧卧位上腿屈曲,下腿伸直,骨盆卡前面放置于耻骨联合处,后面放置于骶尾部,双上肢置于托手板上	15	一项不符合要求扣2分		
	3.俯卧位:将俯卧位垫置于胸下,踝下垫软垫,前额垫头圈	15	一项不符合要求扣2分		
	4.截石位:臀部与床边对齐,髋关节外展勿超过30°,膝关节下垫啫喱垫	15	一项不符合要求扣2分		
终末质量标准	1.患者肢体舒适,能充分暴露术野,满足手术需要	10	一项不符合要求扣1分		
	2.操作熟练,减少暴露,做好保暖	10	一项不符合要求扣1分		
总分		100			

七、截石位体位摆放操作考核评分标准

详见表 7-7。

表 7-7 截石位体位摆放操作考核评分标准

项目	操作标准	分值	扣分标准	扣分
操作前准备	一、准备： 　（1）了解手术部位及方式,选择合适体位 　（2）用物准备：助理腿架、床边固定器、布单、托手板、约束带 　（3）自身准备：着装整洁、仪表规范 二、评估： 　（1）评估患者皮肤情况是否完好 　（2）评估患者肢体关节活动度是否良好 　（3）评估手术床功能是否完好,配件是否完整	2分 6分 2分 3分 3分 4分	选择体位错误扣2分 缺少一项扣1分 一项不符合规定扣1分 未评估扣3分 未评估扣3分 用物缺一样扣1分	
操作程序	三、操作步骤 　（1）安置体位前再次核对手术患者信息及手术部位 　（2）使臀部尽量移于手术床坐板与腿板交界处 　（3）平肩位置放置托手架,其上覆盖布单 　（4）调节托手架合适位置,外展手臂,夹角小于90° 　（5）正确放置助力腿架 　（6）将患者双脚安置于脚蹬中,用约束带固定患者小腿及脚部 　（7）臀下垫软垫,软垫外缘与坐板床沿处平齐,腰部适当垫高 　（8）取下腿板 　（9）调整脚蹬固定卡,轻轻弯曲患者腿部,调整至合适位置,注意两腿间夹角不得超过90° 　（10）整理床单位,保证平整,注意保暖	 5分 5分 5分 10分 10分 5分 10分 5分 5分 5分	一项不符合要求扣2分 一项不符合要求扣2分 平移位置不够扣需要二次调整一次扣2分 一项不符合要求扣2分 安置不牢靠扣5分 软垫摆放不当扣3分 腰部悬空扣3分 一项不符合要求扣2分 角度不符合要求扣3分 不舒适扣2分 不熟练扣2～5分	
操作后	四、操作后评估 　（1）评估患者体位是否舒适,能充分暴露术野,满足手术需要 　（2）评估床单位是否平整,神经有无受压 　（3）操作熟练,减少暴露,做好保暖 　（4）身体各部位处于功能位。无接触金属	5分 5分 5分 5分	一项不符合要求扣1分	
总分		105分		

八、电刀操作考核评分标准

详见表 7-8。

表 7-8 电刀操作考核评分标准

项目	操作技术要求	分值	扣分标准	扣分原因	扣分
准备质量标准	1.仪表端庄、着装符合要求	5分	一项不符合要求 扣1分		
	2.备齐用物,检查电刀各配件是否齐全	5分	配件不齐,缺一项扣2分 铅板型号错误扣3分		
	3.选择型号合适的电刀负极板,并检查负极板质量	5分			
操作质量标准	1.连接负极板线及电源线	5分	一项不符合要求扣3分		
	2.检查患者的皮肤情况,选择合适的粘贴部位粘贴负极板,同时注意患者皮肤避免接触金属物品	10分	粘贴部位不合要求扣5分 患者皮肤接触金属物品 10分		
	3.打开电刀主机开关,机器自检,自检通过后,根据手术需要选择不同的工作模式	10分	一项不符合要求扣3分		
	4.手术开始前检查电刀手柄线是否完整,连接电刀线检查功能是否正常,由小到大调节好功率(选择能够满足手术需求的最小功率)	10分	使用前未检查电刀功能及手柄线扣5分		
	5.手术进行中注意观察电刀使用有无异常,如有异常及时处理	10分	一项不符合要求扣3分		
	6.手术结束后,将功率调至最小值,正确揭除负极板,观察局部皮肤,关闭电源开关	5分	一项不符合要求扣3分		
终末质量标准	1.将电源线及负极板线盘好放入抽屉内,电刀归位	5分	一项不符合要求扣2分		
	2.记录电刀使用情况	10分	一项不符合要求扣2分		
总分		80分			

九、超声刀操作考核评分标准

详见表7-9。

表 7-9 超声刀操作考核评分标准

项目	操作技术要求	分值	扣分标准	扣分原因	扣分
准备质量标准	1.仪表端庄、着装符合要求	5分	一项不符合要求扣1分		
	2.备齐用物:超声刀刀头、手柄、扳手、导线	20分	用物缺一项扣5分		
操作质量标准	1.检查各电源线、脚踏开关连接是否紧密、正确	5分	一项不符合要求扣2分		
	2.正确安装超声刀刀头,套上转换帽用扳手拧紧	5分	一项不符合要求扣2分		
	3.接通电源,连接操作手柄,打开主机开关,调节功率	15分	未拧紧扣5分		
	4.超声刀自检:按STANDBY键开始自检测试(手动、脚动自检)	10分	未自检扣10分		
	5.手术进行中注意观察超声刀使用有无异常,如有异常及时处理	5分	一项不符合要求扣2分		
	6.手术结束,按STANDBY键5分钟后关闭主机		缺一项扣5分		
终末质量标准	1.将电源线及负极板线盘好放入抽屉内,超声刀归位		一项不符合要求扣2分		
	2.做好超声刀使用登记	40分	一项不符合要求扣2分		
总分		105分			

十、腹腔镜操作考核评分标准

详见表7-10。

表7-10 腹腔镜操作考核评分标准

项目	操作技术要求		分值	扣分标准	扣分原因	扣分
准备质量标准	1.仪表端庄、着装符合要求		5分	一项不符合要求 扣1分		
	2.仪器准备:腹腔镜摄像系统、CO_2气腹机系统		5分	仪器准备少一项扣1分		
操作质量标准	摄像系统操作质量标准	1.连接摄像机主机、冷光源、监视器、电源线及信号线	5分	连接摄像头导线及光源线打折扣2分		
		2.正确连接摄像头	2分	不符合要求扣1分		
		3.连接导光束	3分	不符合要求扣1分		
准备质量标准	1.自身准备:操作者洗手。		2分	一项不符合要求扣1分		
	2.用物:气压止血仪一套(包含尺寸适宜袖带)、棉纸、普通绷带		4分	用物缺一项扣1分		
	3.仪器准备:检查气压止血仪及各连接处正常处于功能位		4分	未检查扣1分		
	4.打开主机、冷光源、监视器电源开关		5分	不符合要求扣1分		
	5.确认灯泡寿命显示于0~500h之间,否则更换新灯泡		5分	未检查灯泡寿命各扣1分		
	6.调节摄像机主机白平衡		5分	不符合要求扣1分		
	7.将主机Exposure曝光等级调至3,将光源亮度选择设为Auto自动		5分	一项不符合要求扣1分		
	8.术中注意观察摄像系统的运行情况,如有异常及时处理		5分	不能及时排除故障扣2分		
	9.使用完毕后,关闭仪器各电源,取下摄像头导线及导光纤维		5分	一项不符合要求扣1分		

CO$_2$机操作质量标准	1.连接电源,CO$_2$接口	4分	一项不符合要求扣1分		
	2.打开电源开关,CO$_2$气腹机自检	4分	一项不符合要求扣1分		
	3.调节各种参数。设定腹腔压力(成人12~14mmHg,儿童8~10 mmHg),设定注气速度	5分	参数调节不正确扣5分		
	4.连接气腹管	4分	不符合要求扣1分		
	5.气腹针穿刺成功后,按START键启动送气	4分	一项不符合要求扣1分		
	6.术中注意观察气腹机的运行情况,如有异常及时处理	5分	不能及时排除故障扣2分		
	7.手术完毕,按STOP键停止送气,记录CO$_2$用量,关闭电源开关	4分	未关闭电源开关扣1分		
终末质量标准	1.使用完毕将仪器安全归位	10分	未安全归位扣1分		
	2.按要求认真登记	10分	未登记扣1分		
总分		110分			

十一、气压止血仪操作考核标准

详见表7-11。

表7-11　气压止血仪操作考核标准

项目	操作技术要求	分值	扣分标准	扣分原因	扣分
准备质量标准	1.脱去患侧肢体衣物,将棉纸缠绕肢体一周	5分	一项不符合要求扣3分		
	2.选择尺寸适宜的袖带缠绕于棉纸包绕的肢体上,必要时袖带外面应用绷带包裹	5分	一项不符合要求扣3分		
	3.连接电源打开电源开关	5分	不符合要求扣3分		
	4.设定压力:一般上肢止血带压力比收缩压高50～75mmHg(≤300 mmHg),下肢则比收缩压高100～150mmHg(≤500 mmHg),设定时间不超过1h	15分	设定界限不符合要求一项扣5分		
	5.连接充气管道	10分	不符合要求扣3分		
	6.将肢体抬高约2分钟或驱血带驱血,按start键开始充气加压。检查显示压力与设定压力是否相符,时间以倒计时显示	15分	一项不符合要求扣3分		
	7.剩余10分钟时气压止血仪开始报警提示。(到达时间后国产气压止血仪会自动减压放气,进口气压止血仪则可继续阻断不放松,时间开始正计时)	10分	一项不符合要求扣3分		
	8.术毕压力降至最低,关闭开关,如需继续使用需间隔10～15分钟后方可使用	10分	一项不符合要求扣3分		
终末质量标准	1.整理用物	5分	一项不符合要求扣2分		
	2.做好使用记录	5分	未记录扣2分		
总分		85分			

十二、显微镜操作考核评分标准

详见表7-12。

表 7-12　显微镜操作考核评分标准

项目	操作技术要求	分值	扣分标准	扣分原因	扣分
准备质量标准	1.仪表端庄、着装符合要求	10分	一项不符合要求扣2分		
	2.评估:(1)检查显微镜各部件齐全 (2)贵重仪器操作轻柔				
操作质量标准	1.踩下脚踏开关,移动显微镜至所需位置后锁定	10分	一项不符合要求扣2分		
	2.连接电源,打开显微镜开关	5分	一项不符合要求扣2分		
	3.系统自检结束后松开固定架旋钮	5分	一项不符合要求扣2分		
	4.触动手柄下按钮同时拔起锁定按钮,将关节镜臂拉出锁定范围	10分	操作错误扣5分		
	5.根据需要调节显微镜工作距离	5分	一项不符合要求扣2分		
	6.将光源调至所需亮度,进行操作	10分	一项不符合要求扣2分		
	7.术中随时观察显微镜的运行情况,如有异常及时处理	10分	不能及时处理故障扣5分		
	8.手术结束后,触动手柄下按钮同时拔起锁定按钮,将关节镜臂拉入锁定范围	10分	一项不符合要求扣2分		
	9.将光源调至最低限度	10分	一项不符合要求扣2分		
	10.关上总开关,拔下电源插头	5分	一项不符合要求扣2分		
终末质量标准	1.盖好防尘罩,旋紧固定架旋钮,将显微镜归位	5分	未归位扣5分		
	2.锁定显微镜,正确记录	5分	未记录扣5分		
总分		100分			

十三、男患者导尿术操作考核评分标准

详见表 7-13。

表 7-13　男患者导尿术操作考核评分标准

项目	操作技术要求	分值	扣分标准	扣分原因	扣分
准备质量标准	1.仪表端庄、着装符合要求	5分	一项不符合要求扣1分		
	2.评估:(1)询问、了解患者的身体情况　(2)向患者解释导尿的目的、注意事项、取得配合　(3)签导尿的知情同意书　(4)了解患者膀胱充盈度、局部皮肤情况及尿道有无损伤	5分	一项不符合要求扣2分		
	3.核对医嘱	2分	未核对医嘱扣2分		
	4.洗手、戴口罩、帽子	3分	一项不符合要求扣1分		
	5.用物:一次性导尿包、无痛碘棉球、无菌导尿管、无菌持物钳、治疗巾、手消液	5分	用物缺一项扣1分		
操作质量标准	1.携用物至床旁,查对床号、姓名	5分	未查对扣2分		
	2.关闭门窗,遮挡屏风	5分	一项不符合要求扣2分		
	3.患者两腿略分,裤子脱至膝下,充分暴露操作区域,臀下铺治疗巾	5分	体位暴露不充分扣2分		
	4.消毒手,检查尿包,打开。捏手套反折面放置无菌面上,取出消毒棉球包打开,倒于消毒弯盘中	5分	一项不符合要求扣2分		
	5.首次消毒,顺序为:阴阜、对侧阴囊、近侧阴囊、对侧阴茎、近侧阴茎,左手戴手套垫纱布提起阴茎消阴茎下方的对侧阴囊、近侧阴囊、对侧阴茎、近侧阴茎,后退包皮消尿道口、龟头、冠状沟数次.打开尿包,用无菌持物钳夹尿管至尿包内,并用持物钳将手套钳出	10分	顺序错误扣2分;手法不对扣2分;消毒范围不足扣2分		
	6.戴好无菌手套后铺洞巾	5分	一项不符合要求扣2分		
	7.检查尿管是否通畅,球囊是否漏气,并润滑尿管	5分	一项不符合要求扣2分		
	8.左手垫纱布提起阴茎开始第二次消毒,顺序为:尿道口、龟头、冠状沟、尿道口	5分	顺序错误扣2分;消毒范围不足扣2分		
	9.插尿管。见尿后再插7～10cm,球囊注水根据尿管外包装固定量。向外轻拉尿管,遇阻力后再稍进少许。包皮归位	15分	一项不符合要求扣2分		
	10.如需留尿标本可取中段尿液送检。连接引流袋	5分	一项不符合要求扣2分		
	11.操作后先撤尿包,撤治疗巾,再脱手套,盖被子,穿裤子,固定尿袋,消毒手,标记时间	5分	一项不符合要求扣2分		

终末质量标准	1.爱护体贴患者,交待注意事项 2.处理用物 3.消毒手,确认医嘱	5分	一项不符合要求扣1分		
评价	1.操作熟练,动作轻柔,符合无菌操作原则 2.用过物品处置符合要求 3.沟通到位,患者满意	5分	一项不符合要求扣1分		
总分		100分			

十四、女患者导尿术操作考核评分标准

详见表7-14。

表 7-14　女患者导尿术操作考核评分标准

项目	操作技术要求	分值	扣分标准	扣分原因	扣分
准备质量标准	1.仪表端庄、着装符合要求	5分	一项不符合要求扣1分		
	2.评估:(1)询问、了解患者的身体情况 　　　　(2)向患者解释导尿的目的、注意事项、取得配合 　　　　(3)签导尿的知情同意书 　　　　(4)了解患者膀胱充盈度,局部皮肤情况及尿道有无损伤	5分	一项不符合要求扣2分		
	3.核对医嘱	3分	未核对医嘱扣2分		
	4.洗手、戴口罩、帽子	2分	一项不符合要求扣1分		
	5.准备用物:一次性导尿包、无痛碘棉球、无菌导尿管、无菌持物钳、治疗巾、手消液	5分	用物缺一项扣1分		

	1.携用物至床旁,查对床号、姓名	5分	未查对患者扣2分		
	2.关闭门窗,遮挡屏风	5分	一项不符合要求扣2分		
	3.帮助患者脱去对侧裤腿盖在近侧腿上,上身和对侧腿用盖被遮盖,取屈膝仰卧位,两腿略外展,充分暴露操作区域,臀下铺治疗巾	5分	体位暴露不足扣2分		
	4.消毒手,检查尿包,打开。捏手套反折面放置无菌面上,取出消毒棉球包打开,倒于消毒弯盘中	5分	一项不符合要求扣2分		
	5.自上而下,由外向内,开始首次消毒,依次消毒阴阜、大阴唇、小阴唇、尿道口、尿道口至肛门	10分	顺序及手法错误各扣2分;消毒范围不足扣2分		
操作质量标准	6.打开尿包,用无菌持物钳夹尿管至尿包内,并用持物钳将手套钳出	5分	一项不符合要求扣2分		
	7.戴好无菌手套后铺洞巾	5分	一项不符合要求扣2分		
	8.检查尿管是否通畅,球囊是否漏气,润滑尿管	5分	一项不符合要求扣2分		
	9.左手分开并固定小阴唇,自上而下,由内向外,依次消毒尿道口、对侧小阴唇、近侧小阴唇、尿道口,用镊子夹持尿管轻轻插入尿道,见尿后再插7～10cm,球囊注水根据尿管外包装固定量。向外轻拉尿管,遇阻力后再稍进少许	15分	顺序错误扣2分;手法不对扣1分;消毒范围不足扣2分		
	10.如需留尿标本可取中段尿送检。连接引流袋	5分	一项不符合要求扣2分		
	11.操作后先撤尿包、治疗巾,再脱手套,盖被穿裤子,固定尿袋,消毒手,标记时间	5分	一项不符合要求扣1分		
终末质量标准	1.爱护体贴患者,交待注意事项 2.处理用物 3.消毒手,确认医嘱	5分	一项不符合要求扣1分		
评价	1.操作熟练,动作轻柔,符合无菌操作原则 2.用过物品处置符合要求 3.沟通到位,患者满意	5分	一项不符合要求扣1分		
总分		100分			

十五、密闭式静脉输血操作考核评分标准

详见表 7-15。

表 7-15　密闭式静脉输血操作考核评分标准

项目	操作技术要求		分值	扣分标准	扣分
仪表	仪表端庄,着装符合要求		5分	一项不符合要求扣1分	
评估	1.评估患者年龄、病情、意识状态、自理能力、合作程度。局部皮肤及血管情况 2.了解患者血型、输血史及不良反应 3.必要时遵医嘱给予抗组胺或类固醇药物		10分	一项不符合要求扣2分	
准备质量标准	1.核对医嘱 2.洗手,戴口罩 3.用物准备:血制品一袋,血型鉴定单、交叉配血单各一张,输血器2个,5mL注射器2个,无菌生理盐水,治疗盘(包括安尔碘消毒液、棉签、砂轮、止血带、胶布、5mL注射器)、弯盘、吊杆、输血查对记录单、输血前用药、手消毒液,必要时备固定夹板、绷带、功能正常的PDA		10分	一项不符合要求扣1分 用物缺一件扣1分	
操作质量标准	安全舒适	1.环境安静、清洁,嘱患者排尿后取舒适体位 2.严格核对医嘱、发血报告单、输血单、血袋标签等,双人签字(三查八对)	5分	一项不符合要求扣1分	
	1.携输血用物至床旁,嘱患者排尿,取舒适体位 2.由两名医务人员共同核对患者床号、姓名及血型。PDA扫描腕带及血液条码,核对匹配信息 3.检查无菌生理盐水,连接输血器并排气 4.选择粗直弹性较好的血管,一次穿刺成功,固定,输注少量盐水维持静脉通路,遵医嘱使用输血前用药 5.再次两人核对血袋包装、血液性质,配血报告单上的各项信息,核实血型检验报告单,确定无误 6.轻轻摇匀血液,将输血器针头插入血袋无菌接口,将血袋挂于输液架上(PDA故障时,再次核对) 7.调节滴速<20滴/分(开始15分钟),观察有无不良反应。挂血型标识于输液架上 8.再次查对 9.告知患者常见输血反应的临床表现,出现不适时及时告诉医护人员 10.观察15分钟,无不良反应,将流速调节至要求速度 11.输血完毕更换生理盐水继续输入,将储血袋内血液全部输入体内 12.拔针后按压至不出血为止		60分	查对缺一项扣2分 未解释扣3分 PDA使用不正确扣2分 一项不符合要求扣1分 穿刺不成功扣10分 查对缺一项扣2分 血袋漏血扣5分 一项不符合要求扣1分 调节不准确扣3分 未调节扣5分 未查对扣2分 未告知扣3分 一项不符合要求扣1分	

终末质量标准	1.整理用物及床单位,定时巡视 2.消毒手、记录 3.血袋通过物流发送至血库 4.操作正确,动作轻柔,点滴通畅 5.沟通到位,患者满意	10分	一项不符合要求扣2分 一项不符合要求扣1分	
总分		100分		

十六、静脉采血操作考核评分标准

详见表7-16。

表 7-16　静脉采血操作考核评分标准

项目	操作技术要求	分值	扣分标准	扣分
	仪表端庄,着装符合要求	5分	一项不符合要求扣2分	
准备质量标准	1.评估患者病情、意识及配合程度,需空腹取血者了解是否空腹 2.评估穿刺部位皮肤、血管状况和肢体活动度	10分	一项不符合要求扣2分	
	1.核对医嘱 2.洗手、戴口罩 3.用物准备及检查:治疗盘内有止血带、0.2%安尔碘、针管/一次性采血针、真空采血试管、治疗车下层置锐器盒、感染性医疗废物盒或袋子、手消毒液,功能正常的PDA	10分	一项不符合要求扣1分 用物缺一件扣2分,一件不符合要求扣2分	
操作质量标准	1.查对医嘱 2.协助患者做好准备,取舒适体位	10分	一项不符合要求扣2分	
	1.核对化验类执行单、条码单,粘贴条码单于试管上 2.携用物至床旁,查对床号、姓名,解释采血目的,告知配合方法。PDA扫描腕带和化验类条码,核对匹配信息 3.协助患者取舒适体位 4.选择患者适宜的穿刺部位,消毒、待干 5.(PDA故障时,再次核对患者姓名)按照无菌技术原则进行穿刺 6.采集适量血液后,松止血带 7.分别将血标本沿管壁缓慢注入相应的容器内,轻轻混匀,勿用力震荡 8.拔针,指导患者采用正确的按压方法。(PDA故障时,再次核对患者姓名) 附:真空采血法:根据标本类型选择合适的真空采血管,将采血针与持针套连接,按无菌技术操作规程进行穿刺,见回血后,按顺序依次插入真空采血管,试管需轻轻混匀	40分	未核对扣2分 一项不符合要求扣1分 PDA使用不规范扣2分、未使用扣5分、故障时未启动应急程序扣5分,未告知扣1分 一项不符合要求扣1分 一次穿刺不成功扣10分,抽吸用力过大扣5分 采血量不合要求扣5分 按压不到位扣2分	

终末质量标准	1.立即送检血标本 2.整理床单位,协助患者取舒适体位 3.处理用物,消毒手	15分	血标本为及时送检扣5分,未送检不得分一项不符合要求扣1分	
评价	1.动作轻巧、操作方法规范 2.沟通到位、患者满意	10分	一项不符合要求扣1分	
总分		100分		

十七、带加药壶静脉留置针操作考核评分标准

详见表7-17。

表 7-17　带加药壶静脉留置针操作考核评分标准

项目	操作技术要求	分值	扣分标准	扣分
仪表	仪表端庄,着装符合要求	5分	一项不符合要求扣1分	
评估	1.解释静脉留置针使用目的和作用,取得配合 2.评估患者的年龄、病情、过敏史、药物性质 3.评估穿刺部位皮肤和血管情况(在满足治疗需要的情况下,尽量选择较细、较短的导管)	10分	一项不符合要求扣2分 一项未评估到位扣1分	
操作前准备	1.核对处理医嘱 2.洗手,戴口罩 3.用物准备及检查:带加药壶静脉留置针2个、无菌透明敷贴2个、一次性输液器2个、液体、治疗盘(包括0.2%安尔碘消毒液、棉签、止血带、胶布)、治疗巾、弯盘/废物袋、执行单、条码、输液架、手消毒液、锐器盒。必要时备抢救药品及5mL针管2个、砂轮、网套、夹板及绷带	10分	1.一项不符合要求扣2分 2.用物缺一件扣1分	

	安全舒适	1.环境安静、整洁 2.嘱患者大小便后取舒适体位	5分	一项不符合要求扣2分	
操作过程	操作中	1.核对执行单、条码单 2.携用物至患者旁,核对患者,做好解释工作,备胶布 3.再次检查药液,(开启瓶盖)挂于输液架上(禁止重新放回治疗车或盘内),PDA扫描腕带和输液条码,观察匹配成功,打开输液器,插入瓶塞至针头根部 4.排气一次成功,对光检查输液管有无气泡 5.选择血管(弹性好、粗直的静脉),置治疗巾于穿刺部位下面,止血带放于穿刺点上方10cm处 6.用0.2%安尔碘消毒穿刺处皮肤,直径不少于8cm×8cm 7.扎止血带,再消毒一遍,待干的同时准备无菌透明敷料,开启带加药壶静脉留置针 8.穿刺: 　(1)绷紧皮肤,固定静脉,在消毒范围1/2～1/3处穿刺; 　(2)以15°～30°角; 　(3)直刺静脉; 　(4)进针速度宜慢; 　(5)管腔透明部见回血后降低角度5°～10°再进针少许约0.2cm 9.撤针芯少许,将外套管送入静脉内,松止血带 10.固定:以穿刺点为中心用无菌透明敷贴固定留置针两侧小翼,塑形,记录穿刺时间 11.(PDA故障时,再次核对)核对连接输液管路: 　(1)分离头皮针,右手拇指、示指持输液器接头; 　(2)左手中指按压导管尖端静脉部分(阻断血流),示指固定静脉留置针加药壶封帽; 　(3)右手无名指、小指撤离针芯,同时输液器连接静脉留置针。 12.打开调节器,(PDA故障时,再次核对)根据医嘱/年龄、病情、药物性质调节滴速 13.胶带固定(高举平台法):第一条固定在静脉留置针后方,第二条固定在输液接口后方(如果涉及关节部位不便于固定,可只固定第一条胶带) 14.指导患者:告知患者注意保护使用留置针的肢体,尽量避免肢体下垂姿势,以免由于重力作用造成回血堵塞导管	55分	1.未核对扣2分 2.未核对患者身份扣20分 3.未使用PDA扣20分、使用不规范扣5分 4.未检查药液扣3分,输液器污染扣3分 5.一次排气不成功扣3分,有气泡扣2分;污染一处扣3分;未检查有无气泡扣3分 6.止血带结扎不符合要求扣2分;消毒液过饱和一次扣1分;污染穿刺部位一次扣3分 7.消毒范围不符合要求扣2分 8.未绷紧皮肤扣1分,进针角度不准确、未直刺静脉、见回血后未降低角度再进针少许各扣2分,一次穿刺不成功扣10分,穿刺针每倒退一次扣2分,倒退三次扣20分 9.送入手法不准确扣2分;未送外套管扣2分;未松止血带扣2分 10.敷贴固定位置不当扣2分;敷贴卷边或不贴服扣1分;未塑形扣2分;未记录穿刺时间扣2分 11.血液外溢污染扣2分 12.PDA故障时,再次核对扣2分;滴数不符合要求扣5分 13.胶带固定位置不当扣2分;胶带固定产生张力或压力扣2分 14.其他一项不符合要求扣2分	

操作后	1.协助患者取舒适体位,将呼叫器放于患者可及位置,观察患者有无不适及反应,交代注意事项 2.整理床单位,整理用物 3.消毒手 4.观察药物疗效和反应	10 分	1.未观察用药反应扣 5 分 2.未告知注意事项扣 2 分,告知不到位扣 1 分 3.其他一项不符合要求扣 2 分	
评价	1.操作熟练、规范 2.严格遵循无菌原则 3.观察、处置问题及时 4.沟通有效,患者舒适 5.操作时间 8 分钟	5 分	1.一项不符合要求扣 2 分 2.时间每超过 1 分钟扣 1 分	
总分		100 分		

备注:如果是直针、其他类型的留置针则按照相关说明书使用。

十八、洗手配合考核标准

详见表 7-18。

表 7-18　洗手配合考核标准

项目	操作技术要求	分值	扣分原因	扣分
准备质量标准	1.术前一天访视患者,了解手术特殊需求	2 分		
	2.物品准备 　(1)按规定时间准备至手术间 　(2)器械、敷料准备齐全 　(3)一次性物品准备齐	9 分		
	3.术前查对患者	3 分		
	4.严格执行手卫生规范	3 分		
	5.按要求铺无菌器械台	5 分		
	6.按规定做好外科手消毒	5 分		
	7.穿无菌手术衣、内戴手套	5 分		
	8.整理器械、器械台物品摆放有序	4 分		
	9.按规定清点物品	2 分		

项目	操作技术要求	分值		
操作质量标准	1.掌握铺单方法,协助医生铺无菌巾	2分		
	2.协助医生戴手套、穿手术衣、冲洗手套滑石粉	2分		
	3.术中沉着、冷静、主动、默契配合医生操作	3分		
	4.及时回收器械,并保持器械清洁,摆放整齐有序	3分		
	5.严格遵守无菌技术原则	8分		
	6.严格遵守无瘤技术原则	5分		
	7.掌握术中贵重设备、精细器械及高值耗材的正确使用	9分		
	8.监督管理手术人员无菌技术操作	5分		
	9.熟悉手术步骤	5分		
	10.能够及时应对术中突发事件的发生	2分		
	11.准确清点物品	2分		
终末质量标准	1.与医生规范处理标本	8分		
	2.认真(刷洗)交接器械	5分		
	3.做好物品归位	2分		
	4.掌握相关知识	5分		
总分		100分		分数

十九、巡回配合考核标准

详见表7-19。

表 7-19 巡回配合考核标准

项目	操作技术要求	分值	扣分原因	扣分
准备质量标准	1.术前一天访视患者,了解手术特殊需求	2分		
	2.物品准备 (1)手术间内各种仪器、物品齐全,功能正常 (2)根据手术需要,备齐相关药品、体位摆放用物等	6分		
	3.与麻醉师、手术医师按规定认真查对患者,进行手术安全核查和手术风险评估	3分		
	4.做好患者心理护理,看护患者,无坠床发生	3分		
	5.核对并妥善保存患者带来的各种物品、药品	5分		
	6.输液、输血符合要求,并保持管路通畅	5分		
	7.按规范进行导尿	5分		
	8.正确摆放体位,患者舒适,满足手术需求	4分		
	9.严格执行手卫生规范	2分		
	10.协助手术人员穿手术衣,冲洗手套滑石粉	2分		
	11.准确清点纱布、缝针、器械等数目	3分		

操作质量标准	1.正确连接各种仪器设备,随时供应术中所需物品	2分		
	2.术中严密观察患者病情,重大手术充分估计术中可能发生的意外,做好应急准备	2分		
	3.监督手术间人员无菌技术操作	3分		
	4.保证输液、输血及胃管、导尿管等管路的通畅	5分		
	5.术中增减物品及时登记	3分		
	6.关闭体腔前后,再次与洗手护士、手术医生清点物品,中途交接班按规定交接	3分		
	7.术中标本按规定处理,严防丢失	8分		
	8.术中无压疮、灼伤、等不良事件发生	5分		
	9.各种记录书写完整、准确	5分		
	10.送患者安返病房或ICU,做好交接班	4分		
终末质量标准	1.手术结束整理手术间,物品归位	8分		
	2.按要求做好终末处理	5分		
	3.将PDA按要求安全交接	2分		
	4.掌握相关知识	5分		
总分		100分		分数

二十、手术室整体护理考核记录表

详见表7-20。

表7-20　手术室整体护理考核记录表

患者姓名/住院号		手术名称		
项目	项目内容		扣分	扣分标准
仪表 2分	仪表端庄,着装符合要求(工作服、工作裤、工作鞋及工作帽,不浓妆、不戴耳环、戒指、手链、脚链及有色眼镜,不染指(趾)甲,长短合适,帽子遮住全部头发,口罩遮住口鼻)			着装不规范扣2分,其他一项不符合要求扣1分。(所扣总分不超过2分)
病历汇报 5分	主诉、诊断			错误一项扣2分 缺一项扣2分 其他一项不符合要求扣1分 (所扣总分不超过5分)
	重要既往史、过敏史			
	症状、阳性体征			
	阳性辅助检查结果			
	压疮危险因素评估情况			
	患者目前情况			
	当日存在的问题及手术中可能发生的并发症(患者存在时)及采取措施			

	术前一天访视患者,了解手术特殊需求		用物少一项扣 2 分 未说明目的、交流不到位各扣 2 分 护理评估漏一项扣 2分,评估不到位一项扣 1 分 (所扣总分不超过 10分)
手术前准备10分	物品准备 　(1)手术间内各种仪器、物品齐全,功能正常 　(2)根据手术需要,备齐体位摆放用物等		
	与麻醉师、手术医师按规定认真查对手术患者,进行安全核查和手术风险评估		
	做好患者心理护理,适当约束,防坠床		
	核对并规范执行医嘱		
	输液、输血符合要求,保持管路通畅		
	手术体位:充分暴露手术野、舒适、安全、稳固		
	严格执行手卫生规范		
	协助手术人员穿手术衣		
	规范、准确清点纱布、缝针、器械等数目		
	工作具有计划性、条理性		
术中操作20分	1.正确连接各种仪器设备,随时供应术中所需物品		仪器设备操作不规范扣 2分 未处于功能为扣 2分 仪器设备准备缺一件扣 2 分,手术间人员管理不到位一次扣 2分 其他一项不符合要求扣 1分 (所扣总分不超过 15分)
	2.术中严密观察患者病情,重大手术做好应急准备		
	3.监督手术间人员无菌技术操作		
	4.保证输液、输血及胃管、导尿管等管路的通畅		
	5.术中增减物品及时登记		
	6.关闭体腔前后,再次与洗手护士、手术医生清点物品		
	7.术中标本按规定处理,严防丢失		
	8.术中无压疮、灼伤等不良事件发生		
	9.各种记录准确、完整		
	10.送患者安返苏醒间/病区/ICU,交接项目齐全、规范		
安全措施10分	1.根据患者风险评估情况实施相关安全防护措施		一项不符合要求扣2分 (所扣总分不超过 10分)
	2.各种(包括抢救)器械、设备运作良好		
	3.治疗、处置查对到位,PDA确认		
	4.管路固定良好,标识明确		
	5.做好患者隐私保护		

续表

专科 护理 措施 10分	1.患者保暖		一项不符合要求扣 2分
	2.患者约束		
	3.无菌操作		
	4.引流管、引流袋护理		
	5.眼睛保护		
手术间 管理 5分	1.手术间清洁无杂物		一项不符合要求扣 2分 (所扣总分不超过5分)
	2.被套、床单清洁、无血迹、污物		
	3.患者各部位皮肤无血迹		
理论 提问 8分	针对该患者所涉及的理论知识提问2项		理论知识不掌握全 扣,掌握不全(少于半 数扣 5 分;掌握 50%～75%扣 3 分。 所扣总分不超过8分)
应急 处置10分	针对该患者所涉及的应急场景进行处置1项		不能跟随场景进行应 急处理扣10分,处理 不到位扣5分(所扣总 分不超过10分)
技术 操作 10分	考核下述技术操作中的两项,各占5分。		不口头核对患者身份 全扣,PDA(无正当理 由)不使用全扣,使用 不规范扣5分,不查对 液体、药物扣5分,查 对不符合要求扣3分, 其他一项不符合要求 扣2分 (所扣总分不超过10 分)
	静脉 输液	1.仪表端庄、核对患者、解释	
		2.物品准备齐全、查对、排气、备好胶布、选择血管、消 毒、穿刺、固定	
		3.操作熟练,无菌操作	
		4.调节滴速、告知注意事项	
		5.终末处理	
		6.手卫生	
	导尿	1.仪表端庄、核对患者、解释	
		2.物品准备齐全、查对、摆好体位、首次消毒、戴手套铺 洞巾、检查尿管、二次消毒、插尿管、固定	
		3.操作熟练、无菌操作	
		4.终末处理、盖被子	
		5.手卫生	
	体位 摆放	1.了解手术方式、物品准备齐全	
		2.体位垫位置合适、肢体保护	
		3.患者舒适、暴露视野	
		4.操作熟练、做好保暖	
		5.手卫生	

总体评价10分	语言表达流利、自然,沟通到位;操作轻盈、动作优美、连贯;体现"以患者为中心"的理念;应急处理到位。		思维不清晰、表达不自然,沟通不到位,操作动作粗、重、不连贯,应急能力欠缺各扣5分,其他一处不符合要求扣3分(所扣总分不超过10分)
手术方式权重加分	手术方式:1 1.02 1.05 打对勾勾选手术相应权重		加分:

二十一、非同步电除颤操作考核评分标准

详见表7-21。

表7-21 非同步电除颤操作考核评分标准

项目	操作技术要求	分值	扣分标准	扣分原因	扣分
准备质量标准	1.仪表端庄,着装符合要求	5分	一项不符合要求扣1分		
	2.评估:(1)了解患者病情状况 (2)评估患者意识、心电图情况以及有无室颤波				
	3.用物准备:除颤仪(包括监护导联线、电源线)、耦合剂或生理盐水纱布垫2块(6~8层)、纱布3块、弯盘、抢救车、必要时备电插座	10分	一项不符合要求扣1分		
	4.检查除颤仪的性能,处于功能位				

安全舒适	1.保持患者去枕平卧 2.环境整洁	10 分	一项不符合要求扣 1 分		
操作质量标准	1.迅速携用物至患者床旁 2.打开除颤仪电源开关 3.立即将患者去枕平卧头侧位,检查并除去导电物质,松解衣扣,暴露胸部。监测患者心律 4.在电极板上涂以适量耦合剂 5.选择非同步模式。选择适当能量 6.按 charge 键充电(单项波能量选择 360J,双向波 200J) 7.安放电极位置正确(右电极:胸骨右缘第二肋间,左电极:心尖部) 8.电击除颤,电极板与皮肤紧密接触,双手用力紧压电极板于患者胸部(10～12kg 压力),迅速放电除颤。按"放电"键前必须确定已无人接触患者及病床 9.立即观察示波屏心电活动,描记 ECG 10.继续进行有效的心肺复苏术。无效时,可重复电除颤,最大能量可选择 360J	55 分	未将患者去枕平卧扣 2 分 未松解衣扣扣 2 分 未监测患者心率扣 2 分 位置不正确扣 10 分 能量不适宜扣 2 分 一项不符合要求扣 2 分		
终末质量标准	1.整理床单位,给患者取舒适卧位 2.整理擦拭除颤仪,保持除颤仪完好备用 3.消毒手,并做好仪器使用维护登记 4.动作迅速准确,保证患者及操作者安全 5.电击部位准确有效	10 分	不符合要求扣 1 分 无抢救意识扣 2 分 不符合要求扣 1 分		
总分		80 分			

二十二、心电监护仪操作考核评分标准

详见表 7-22。

表 7-22　心电监护仪操作考核评分标准

项目	操作技术要求	分值	扣分标准	扣分原因	扣分
准备质量标准	仪表端庄,着装符合要求	5 分	不符合要求扣 1 分		
	1.评估患者病情、意识状态 2.评估患者皮肤状况 3.对清醒患者,告知监测目的及方法,取得患者合作 4.评估患者周围环境、光照情况及有无电磁波干扰	5 分	一项不符合要求扣 1 分		
	1.核对医嘱 2.洗手 3.用物准备:心电监护仪(包括导联线、电源线、地线)处于功能位、电极贴片、治疗卡、弯盘、75%酒精、棉签、纱布、治疗车、手消毒液,必要时备电源插座	5 分	未核对医嘱扣 2 分 用物少一件扣 1 分 一件不符合要求扣 0.5 分		

	安全与舒适	1.患者卧位舒适 2.环境清洁、安静	5分	一项不符合要求扣1分		
操作质量标准		1.携用物至床旁,查对床号、姓名 2.接好电源线(三相插座) 3.打开监护仪,监护仪自检过程中,不要对监护仪进行任何操作,待自检完成后再进行常规操作 4.协助患者取平卧位或半坐卧位 5.解开患者上衣纽扣,暴露胸部 6.选择电极贴片粘贴部位:三导联:左右两侧锁骨中点外下方及左侧腋前线第六肋间,避开伤口(必要时避开电除颤部位) 7.用75%酒精清洁放电极贴片部位的皮肤,待干 8.连接监护导联线,粘贴电极贴片,红线(R)接右侧、黄线(L)接左侧,绿线或黑线(F)接左侧腋前线第六肋间,避免长时间暴露患者 9.示波屏上出现心电图波形,按导联控制键 选择清楚的导联为监护导联 10.按振幅调节键调整心电图波形大小,QRS波群振幅应>0.5mV,以能触发心率自动计数 11.按报警控制键 选择报警范围,调整心率报警上下限,以患者的心率为基数,上浮20%为报警范围的上限,下浮20%为报警范围的下限(心率<50次/min,酌情调整) 12.观察心电图波形 13.发现异常情况及时通知医师 14.告知患者心电监护期间的注意事项	60分	未查对扣2分 体位不舒适扣2分 不符合要求扣2分 部位不准确一处扣2分 未清洁扣3分 连接错误一处扣5分 调节不准确一处扣3分 一项不符合要求扣2分 未观察扣6分 未报告、告知5分		
终末质量标准		1.整理床单位及用物 2.记录数值。消毒手 3.定时巡视(或通过中央监护),密切观察心电图波形。并与家属做有效沟通 4.熟悉机器性能,操作熟练、规范 5.导联连接正确,部位准确 6.沟通到位,患者满意	20分	不符合要求扣3分 不符合要求扣3分		
总分			100分			

二十三、CUSA 操作考核评分标准

详见表 7-23。

表 7-23　CUSA 操作考核评分标准

项目	操作技术要求	分值	扣分标准	扣分原因	扣分
准备质量标准	1.仪表端庄、着装符合要求	5分	一项不符合要求扣1分		
	2.用物准备:CUSA、吸引器、电源线、冰冻灭菌注射用水、0.9%生理盐水	10分	用物缺一项扣1分		
操作质量标准	1.更换冷却水1000mL蒸馏水,准备冲洗液0.9%生理盐水	5分	更换错误扣2分		
	2.连接吸引器瓶	5分	连接不错误扣2分		
	3.检查防污伐阀与主机连接脚控开关	10分	未检查扣5分		
	4.连接手柄与主机	10分	连接不符合要求扣2分		
	5.连接吸引管与吸引瓶	10分	连接错误扣2分		
	6.连接冲洗管与冲洗液,卡入冲洗管、吸引管	10分	一项不符合要求扣1分		
	7.打开电源开关	10分	一项不符合要求扣1分		
	8.打开系统开关,振幅及冲洗测试、按下状态按键切换工作模式	10分	开启不规范、顺序不正确扣2分		
	9.关机前先将输液器与注水管断开,关机	5分	处理不到位扣2分		
终末质量标准	1.操作熟练,动作轻柔	5分	一项不符合要求扣2分		
	2.用过物品处置符合要求	5分	一项不符合要求扣1分		
总分		100分			

二十四、胆道镜操作考核评分标准

详见表 7-24。

表 7-24　胆道镜操作考核评分标准

项目	操作技术要求	分值	扣分标准	扣分原因	扣分
准备质量标准	1.仪表端庄、着装符合要求	5分	一项不符合要求 扣1分		
	2.备齐用物,检查配件是否齐全	5分	配件不齐,缺一项扣2分		
	3.正确消毒胆道镜,检查各配件灭菌是否符合要求	5分	一项不符扣5分		
操作质量标准	1.连接主机电源	5分	连接不合要求扣5分		
	2.连接胆道镜及各组件	5分	一处连接不正确扣2分		
	3.将内镜插入主机接口(OUTPUT)	10分	一项不符合要求扣10分		
	4.打开电源开关,等待主机自检	10分	一项不符合要求扣10分		
	5.连接注水装置和吸引装置。使用中注意胆道镜头端避免损伤,应使用专用器械夹持头端	10分	连接注水装置不符10分		
	6.使用完毕,关闭仪器电源	10分	一项不符合要求扣10分		
	7.取下内镜,进行按照流程进行预处理后送消毒供应中心进行集中处理	10分	未予处理扣5分		

项目	操作技术要求	分值	扣分标准	扣分原因	扣分
终末质量标准	1.术后对内镜主体各管腔进行彻底冲洗,气枪吹干后消毒	10分	一项不符合要求扣5分		
	2.记录仪器使用情况	10分	一项不符合要求扣5分		
总分		95分			

二十五、导航仪操作考核评分标准

详见表7-25。

表 7-25 导航仪操作考核评分标准

项目	操作技术要求	分值	扣分标准	扣分原因	扣分
准备质量标准	1.仪表端庄、着装符合要求	5分	一项不符合要求扣1分		
	2.用物准备:导航仪、主动探针及LED、被动参考架、主动参考架	5分	用物缺一项扣1分		
操作质量标准	1.连接C-臂视频	5分	注水不规范扣1分		
	2.连接C-臂靶标	5分	一项不符合要求扣2分		
	3.将C-臂靶标连接到转接器	10分	一项不符合要求扣2分		
	4.连接脚踏开关	5分	一项不符合要求扣2分		
	5.启动程序,使用虚拟键盘输入患者姓名等相关资料	10分	连接错误扣2分		
	6.采集图像,激活图像	10分	一项不符合要求扣2分		
	7.激活并注册手术工具	10分	不符合要求扣1分		
	8.开始手术操作	10分	一项不符合要求扣1分		
	9.术闭,退出程序,关闭电源,整理各种连接线后归位	10分	操作不正确扣2分		
终末质量标准	1.操作熟练,动作轻柔,符合无菌操作原则	10分	一项不符合要求扣2分		
	2.用过物品处置符合要求	5分	一项不符合要求扣1分		
总分		100分			

二十六、宫腔镜操作考核标准

详见表7-26。

表 7-26 宫腔镜操作考核标准

项目	操作技术要求	分值	扣分标准	扣分原因	扣分
准备质量标准	1.仪表端庄、着装符合要求	5分	一项不符合要求扣1分		
	2.备齐用物,检查宫腔镜各配件是否齐全	5分	配件不齐,缺一项扣2分		
	3.选择型号合适的宫腔镜,并检查镜子完整性	5分	未检查镜子扣5分		

项目	操作技术要求	分值	扣分标准		
操作 质量 标准	1.连接显示器、摄像主机、冷光源、冲洗泵的电源线和导线	10分	未正确连接各导线扣5分		
	2.正确将摄像头导线、导光纤维与光学镜头连接	10分	一项不符合要求扣5分		
	3.依次打开显示器、摄像主机、冷光源的开关,调节光源亮度及"白"平衡	10分	一项不符合要求扣5分		
	4.将专用的注水管正确安装到冲洗泵上,冲洗泵压力设定190mmHg,流量为200mL/min	10分	冲洗泵安装不正确,压力不符合要求扣10分		
	5.操作结束,依次关闭仪器的电源开关	10分	一项不符合要求扣5分		
终末 质量 标准	1.稳妥将晶体与摄像头、导光纤维分离,将仪器归位	10分	每缺一项扣2分		
	2.做好登记	10分	一项不符合要求扣5分		
总分		85分			

二十七、耳激光操作考核评分标准

详见表7-27。

表7-27 耳激光操作考核评分标准

项目	操作技术要求	分值	扣分标准	扣分原因	扣分
准备 质量 标准	1.仪表端庄、着装符合要求	5分	一项不符合要求 扣1分		
	2.备齐用物,检查配件是否齐全	5分	配件不齐,缺一项扣2分		
	3.用物准备:显微镜适配器、显微镜、激光仪	10分	一项不符扣5分		
操作 质量 标准	1.安装显微镜适配器,将显微操纵器EasySpot通过适配器与显微镜连接	10分	取用手法不正确～2分 连接接口不正确～2分		
	2.将关节臂由复位状态打开,分别将关节臂和扫描器HiScan的防尘盖打开	5分	关节臂开启角度不当～2分 缆线受到牵拉～2分		
	3.将关节臂与扫描器连接后,连接气流导管和扫描器线缆	10分	一项不符合要求～2分 关节臂受外力～5分		
	4.检查并确保各接口和线缆连接无误后,接通电源,将钥匙开关由"O"位置旋至"I"位置开机;点击屏幕上的"OK"键	10分	步骤颠倒扣2分		
	5.进入界面,点击"CO2"键,进入主菜单。点击屏幕上的"Hiscan Surgical"进入操作界面	10分	按键选择不当～2分		
	6.进入待机界面后,点击"菜单"进入手机菜单。点击"ENT"键,选择"CO2"键,然后选择喉科"Larynx"。选中需要的菜单,点击"Select"	10分	步骤颠倒一处～2分		
	7.点击"ON"键开启激光,点击"READY",屏幕上方的长条状灯常亮时,可以踩下脚踏开关进行治疗	10分	按键开启错误～2分		

终末质量标准	1.操作完毕仪器归位符合要求	10分	一项不符合要求扣5分		
	2.记录仪器使用情况	5分	一项不符合要求扣5分		
总分		100分			

二十八、冷凝仪操作考核评分标准

详见表7-28。

表7-28　冷凝仪操作考核评分标准

项目	操作技术要求	分值	扣分标准	扣分原因	扣分
准备质量标准	1.仪表端庄、着装符合要求	10分	一项不符合要求扣1分		
	2.用物准备:冷凝仪、CO_2、冷凝笔	10分	用物缺一项扣1分		
操作质量标准	1.接通电源,打开主机开关	10分	注水不规范扣1分		
	2.连接排气管、脚踏开关,按序放好	10分	一项不符合要求扣2分		
	3.打开CO_2气体桶总开关,查看主机CO_2压力表,指针在绿区内即可使用,否则需更换CO_2气体桶	10分	一项不符合要求扣2分		
	4.手术开始后,铺好无菌单,接上冷凝笔	10分	一项不符合要求扣2分		
	5.使用完毕,关闭CO_2总开关,放余气。放余气时,脚踩脚控开关,听到机器发生响声后松脚踏开关,如此反复5—6次,直至压力表指针降至"0",排余气完毕	10分	连接错误扣2分		
	6.关闭主机电源开关,撤离电源归位	10分	一项不符合要求扣2分		
终末质量标准	1.操作熟练,动作轻柔	10分	一项不符合要求扣2分		
	2.输气管道不能盘曲打折,注意防止输气管折弯压损	10分	一项不符合要求扣1分		
总分		100分			

二十九、脑科气钻操作考核评分标准

详见表7-29。

表7-29　脑科气钻操作考核评分标准

项目	操作技术要求	分值	扣分标准	扣分原因	扣分
准备质量标准	1.仪表端庄、着装符合要求	5分	一项不符合要求扣1分		
	2.用物准备:气源连接器脚踏开关、扩散器、润滑油、气钻及手柄组件	5分	用物缺一项扣1分		

操作质量标准	1.气源链接器接于氮气气源接口	5分	注水不规范扣1分		
	2.滴6～10滴润滑油至扩散器中心位置	10分	一项不符合要求扣2分		
	3.将扩散器连接通气管路	10分	一项不符合要求扣2分		
	4.连接脚踏开关	5分	一项不符合要求扣2分		
	5.根据手术需要,选择相关钻头或锯片,连接工作接头	10分	连接错误扣2分		
	6.手术过程中注意避免锐器刺伤通气管路	10分	一项不符合要求扣2分		
	7.踩下控制开关进行手术操作	10分	不符合要求扣1分		
	8.操作完毕,拭净通气管路上的污渍,整理好通气管,清洗动力工具	10分	一项不符合要求扣1分		
终末质量标准	1.操作熟练,动作轻柔,符合无菌操作原则	10分	一项不符合要求扣2分		
	2.用过物品处置符合要求	10分	一项不符合要求扣1分		
总分		100分			

三十、能量平台操作考核评分标准

详见表7-30。

表7-30 能量平台操作考核评分标准

项目	操作技术要求	分值	扣分标准	扣分原因	扣分
准备质量标准	1.仪表端庄、着装符合要求	5分	一项不符合要求 扣1分		
	2.评估:患者铅板粘贴部位的皮肤情况　患者有无安装临时起搏器,身上有无金属物品等	5分	配件不齐,缺一项扣2分,铅板型号错误扣3分		
	3.备齐用物,检查配件是否齐全				
	4.选择型号合适的电刀负极板,并检查负极板质量	5分			
操作质量标准	1.将电源线插入能量平台的后面板电源插口内,接通电源	5分	一项不符合要求扣3分		
	2.接通电源后能量平台进行系统自检。自检完成后,会显示出触摸屏	10分	提前操作扣2分		
	3.如果使用脚控开关,将其连接至能量后面板的单极或双极脚控开关插口	10分	一项不符合要求扣3分		
	4.给患者粘贴电极板,并将其连接线插入能量平台前面板的电极板插口。确认红色的REM指示灯由红色变为绿色	10分	铅板粘贴不规范扣5分		
	5.单极设置及双极设置同威力电刀	10分	一项不符合要求扣3分		
	6.手术结束后,将功率调至最小值,正确揭除负极板,观察局部皮肤,关闭电源开关	5分	一项不符合要求扣3分		

终末 质量 标准	1.将电源线及负极板线盘好放入抽屉内,电刀归位	5分	一项不符合要求扣2分		
	2.记录电刀使用情况	10分	一项不符合要求扣2分		
总分		80分			

三十一、射频消融仪操作考核评分标准

详见表 7-31。

表 7-31　射频消融仪操作考核评分标准

项目	操作技术要求	分值	扣分标准	扣分原因	扣分
准备 质量 标准	1.仪表端庄、着装符合要求	5分	一项不符合要求扣1分		
	2.用物准备:射频仪、水泵、电源线、冰冻灭菌注射用水	10分	用物缺一项扣1分		
操作 质量 标准	1.连接主机、电源	5分	连接错误扣2分		
	2.与医师确认,开启射频电极包	5分	开启不规范扣2分		
	3.为患者粘贴电极板	10分	粘贴负极板不符合要求扣5分		
	4.连接电极管路,开启射频发生器开关,进行自检	10分	一项不符合要求扣2分		
	5.开启冷循环泵开关	10分	连接错误扣2分		
	6.调节定时开关,将工作模式由人工模式转为阻抗模式	10分	一项不符合要求扣1分		
	7.打开工作按钮,将射频输出调节旋钮调至最大状态	10分	一项不符合要求扣1分		
	8.关闭冷循环开关,工作模式转为人工模式,输出调节旋钮调至最小状态,关闭定时开关	10分	顺序不正确扣2分		
	9.关机,整理用物,射频电极毁形处理	5分	处理不到位扣2分		
终末质 量标准	1.操作熟练,动作轻柔	5分	一项不符合要求扣2分		
	2.用过物品处置符合要求	5分	一项不符合要求扣1分		
总分		100分			

三十二、氩气刀操作考核评分标准

详见表 7-32。

表 7-32　氩气刀操作考核评分标准

项目	操作技术要求	分值	扣分标准	扣分原因	扣分
准备质 量标准	1.仪表端庄、着装符合要求	5分	一项不符合要求扣1分		
	2.备齐用物:超声刀刀头、手柄、扳手、导线	20分	用物缺一项扣5分		

操作质量标准	1.检查各电源线、脚踏开关连接是否紧密、正确	5分	一项不符合要求扣2分		
	2.正确安装超声刀刀头,套上转换帽用扳手拧紧	5分	一项不符合要求扣2分		
	3.接通电源,连接操作手柄,打开主机开关,调节功率	15分	未拧紧扣5分		
	4.超声刀自检:按STANDBY键开始自检测试(手动、脚动自检)	10分	未自检扣10分		
	5.手术进行中注意观察超声刀使用有无异常,如有异常及时处理	10分	一项不符合要求扣2分		
	6.手术结束,按STANDBY键5分钟后关闭主机	10分	缺一项扣5分		
终末质量标准	1.将电源线及负极板线盘好放入抽屉内,超声刀归位	10分	一项不符合要求扣2分		
	2.做好超声刀使用登记	10分	一项不符合要求扣2分		
总分		100分			

三十三、电钻操作考核评分标准

详见表7-33。

表 7-33　电钻操作考核评分标准

项目	操作技术要求	分值	扣分标准	扣分原因	扣分
准备质量标准	1.仪表端庄、着装符合要求	5分	一项不符合要求扣1分		
	2.用物准备:主机、脚踏开关、手柄连接线、手柄、钻头	5分	用物缺一项扣1分		
操作质量标准	1.连接好各种连线及外围部件(手柄、刀头、钻头)	5分	注水不规范扣1分		
	2.打开电源开关	10分	一项不符合要求扣2分		
	3.选择工作模式(鼻钻/耳钻)	10分	一项不符合要求扣2分		
	4.选择转速(3500转/min)及冲水量(1～3滴/min)	5分	一项不符合要求扣2分		
	5.启动脚踏开关进行手术操作	10分	连接错误扣2分		
	6.操作完毕,关闭电源,撤离手柄,仪器归位	10分	一项不符合要求扣2分		
	7.巡回护士将用后钻头使用清洁油对准手柄喷油至喷出液体无色即可。然后用润滑剂对准手柄喷油至喷出液体无色	20分	一项不符合要求扣5分		
终末质量标准	1.操作熟练,动作轻柔,符合无菌操作原则	10分	一项不符合要求扣2分		
	2.用过物品处置符合要求	10分	一项不符合要求扣1分		
总分		100分			

三十四、牙种植机操作考核评分标准

详见表 7-34。

表 7-34　牙种植机操作考核评分标准

项目	操作技术要求	分值	扣分标准	扣分原因	扣分
准备质量标准	1.仪表端庄、着装符合要求 2.评估：(1)检查种植机各部件齐全 　　　　(2)贵重仪器操作轻柔	10分	一项不符合要求扣2分		
操作质量标准	1.将种植机放置平稳位置后固定	10分	一项不符合要求扣2分		
	2.连接主机电源	5分	一项不符合要求扣2分		
	3.连接脚踏板及电源	5分	一项不符合要求扣2分		
	4.将悬架固定在设备上	10分	操作错误扣5分		
	5.水管在蠕动泵上紧密连接	5分	一项不符合要求扣2分		
	6.盐水挂在悬架上,与水管连接	10分	一项不符合要求扣2分		
	7.插好马达接头	10分	不能及时处理故障扣5分		
	8.连接弯手柄及钻头	10分	一项不符合要求扣2分		
	9.手术结束后,用清洁剂喷射式清理手柄头端	10分	一项不符合要求扣2分		
	10.关上总开关,拔下电源插头	5分	一项不符合要求扣2分		
终末质量标准	1.清洁种植机表面,将种植机归位	5分	未归位扣5分		
	2.正确记录	5分	未记录扣5分		
总分		100分			

三十五、手术人员进入手术室穿脱防护用品操作考核评分标准

详见表 7-35。

表 7-35　手术人员进入手术室穿脱防护用品操作考核评分标准

项目	操作技术要求	分值	扣分标准	扣分原因	扣分
仪表	仪表端庄、着装符合要求	5分	一项不符合扣1分		
用物准备	清洁区:刷手服、一次性工作帽、医用防护口罩、护目镜、防护拖鞋、鞋套、速干手消毒剂 缓冲区:一次性医用防护服、医用手套、一次性手术帽、一次性医用外科口罩、一次性隔离衣、防护面屏、靴套、鞋套、手消毒剂 手术区:一次性无菌手术衣、无菌手套、免洗手消毒液 医疗废物盛装袋子及容器 备注:台下人员共需穿戴:工作帽×2、医用防护口罩×1、外科口罩×1、一次性手术衣×1、护目镜×1、手套×2、鞋套×2、靴套×1、防护服×1、面罩×1 台上人员穿戴在上述基础上加一次性手术衣×1、手套×1	10分	1.一项不符合要求扣2分 2.用物缺一件或错误扣2分		

穿防护用品	清洁区： 1.进入手术室,手消毒,换防护拖鞋,进入更衣室,七步洗手法洗手,更换个人衣物,穿刷手服,取出个人用品(如:首饰、手表、手机等),戴一次性工作帽 2.戴医用防护口罩并做密合性检测 3.戴护目镜,穿鞋套 缓冲区： 1.手消毒,检查医用防护服(型号、完好性等),穿一次性医用防护服 2.戴第一层手套,盖住防护服袖口,必要时用胶带固定袖口 3.戴一次性工作帽 4.戴医用外科口罩 5.穿一次性手术衣 6.戴第二层手套,覆盖住一次性手术衣袖口 7.戴防护面屏 8.穿防水靴套 9.穿外层鞋套 10.手消毒,双人相互检查无暴露后进入手术间或对镜自检 手术区(台上人员)： 1.用免洗手消毒液消毒双手、腕部(即第二副手套的范围),穿一次性无菌手术衣 2.戴第三层无菌手套,覆盖无菌手术衣袖口 手术前检查防护是否妥当(注意穿防护服后身体的伸展性)	35分	1.步骤错误或漏项一处扣2分 2.未手卫生或不正确扣1分 3.未检查或方法不正确一处扣2分 4.帽子未遮住头发或防护镜未遮住额头各扣2分 5.未鼻夹塑形、未做密合性实验、口罩与面部贴合不紧密各扣5分 6.防护服拉链未遮住扣1分 7.戴手套不正确扣2分 8.未检查扣2分		
脱防护用品	手术结束后手术台上人员(洗手护士)手消毒,脱外层一次性手术衣连同外层手套 然后按照以下程序操作： 1.手消毒,脱一次性手术衣连同外层手套 2.手消毒,摘防护面屏 3.手消毒,摘医用外科口罩 4.手消毒,摘一次性手术帽 5.手消毒,脱外层鞋套,手消毒 缓冲区:进入缓冲区,手消毒,脱防护服连同内层手套及靴套,手消毒 清洁区： 1.进入清洁区,手消毒,脱鞋套 2.手消毒,摘护目镜 3.手消毒,摘医用防护口罩 4.手消毒,摘一次性手术帽 5.七步洗手法洗手,沐浴进行口腔、鼻腔及外耳道的清洁,更衣	40分	1.步骤错误一处扣2分 2.方法不正确一处扣2分 3.手消毒缺一次一处扣3分 4.脱摘防护用品过程中手接触自身皮肤、衣服、防护用品外面一处扣3分 5.防护用品未翻卷包裹或处置不当一处扣1分 6.防护镜处置不当扣1分 7.脱防护用品后,手、皮肤及自身衣物污染一处扣3分		

整体评价	1.操作熟练,动作流畅轻柔,干练 2.操作时间 9 分钟	5 分	1.操作不熟练扣 3 分 2.时间每超过 1 分钟扣 1 分		
回答问题	回答问题完整流畅,相关知识掌握扎实	5 分	1.不熟练扣 3 分 2.不知晓或回答错误不得分		
总分		100 分			

三十六、成人心肺复苏＋简易呼吸气囊操作考核评分标准

详见表 7-36。

表 7-36　成人心肺复苏＋简易呼吸气囊操作考核评分标准

项目	操作要求	分值	扣分标准	扣分
仪表	仪表端庄,着装符合要求	5 分	一项不符合要求扣 1 分	
用物	非硬板床备长木板 、血压计、听诊器、纱布两块、手电筒、碗盘、手消毒液、笔、记录本、表 口述:所有用物均处功能位。查看:床号、姓名	5 分	缺一件扣 1 分 未口述扣 1 分 未查看扣 1 分	
评估	推抢救车到床边,判断患者: 1.判断意识:拍双肩(不能隔被拍肩),呼双耳各 2 遍患者无反应。口述:患者意识丧失。立即呼叫医生:××大夫马上到××床抢救×× 2.记时间 3.掀被角、解衣领 4.判断心跳:触摸颈动脉搏动:先摸喉结,下滑 2 横指,数 001…006 5.同时判断呼吸:视胸廓起伏。(判断时间 5～10s) 口述:患者大动脉搏动消失、自主呼吸停止,立即进行心肺复苏	10 分	隔被拍肩扣 1 分 动作不到位、手法轻或重扣 1 分 未双耳呼叫扣 1 分 未呼叫医生扣 2 分 未记录时间扣 1 分 未掀被角、未解衣领各扣 1 分 判断位置不正确扣 2 分 判断手法不正确扣 1 分 判断动脉搏动时间少于 5 秒或多于 10 秒扣 2 分 其他一项不符合要求扣 2 分	

操作过程		1.立即撤枕(放床尾)、掀盖被(三折) 2.垫木板:从一侧掀起患者垫木板(不要抬头),木板齐肩、两边齐床 3.解开患者衣扣、腰带,暴露胸部	5分	未垫木板扣2分 木板歪、未齐肩、床边各扣1分 未去枕仰卧扣2分 未解衣服扣2分 未解腰带扣2分 暴露不充分扣1分 其他一项不符合要求扣2分
	胸外按压(C)	1.操作者体位正确(跪或站式,紧靠床边) 2.定位:两手中指放在胸骨上窝和剑突缘上,两示指三等分。一手掌根部置于患者胸骨中、下1/3交界处,即按压区 3.掌根重叠,手指不触及胸壁,肘部伸直,手臂平面与胸骨平面垂直 4.以身体的重量垂直向下按压,使胸骨下陷5~6cm,迅速放松,使胸骨复原,但手掌不离开胸壁 5.反复按压30次 6.按压频率100~120次/min 7.按压时应观察患者面部病情变化(或监护仪示波屏)	15分	定位手法不正确扣3分 按压部位不正确扣3分 肘部未伸直扣3分 按压深度不符要求扣2分 按压节律不规整扣3分 按压力度不均匀扣3分 回弹不到位扣3分 冲击式按压扣3分 按压少或多一次扣1分 按压速度慢或快各扣2分 按压时未观察病情变化扣1分
	开放气道(A)	1.头偏向一侧,检查口腔并口述:有活动性义齿应取下 2.置弯盘于口角边,纱布缠示指、中指。(从指尖螺旋式缠向指跟),清除口、鼻腔分泌物;将弯盘放治疗车下层 3.头正中位,畅通气道:操作者一手掌置于患者前额用力下压,同时另一手托患者颏部下颌骨下方,使头后仰(颏与耳连线应垂直于地面)	10分	未偏头扣2分 偏头不到位扣1分 未检查口腔扣2分 清理口腔不合要求扣1分 未口述活动义齿应取下扣1分 弯盘未放口角边扣1分 弯盘位置错误(弯朝外)扣2分 纱布缠指不正确扣1分 畅通气道手法不正确扣2分 气道未畅通扣3分 其他一项不合要求扣1分
	口对口吹气(B)	1.保持气道开放,一手打开口腔,一手捏紧患者鼻孔 2.深吸一口气,双唇紧包患者口部快速向患者口内吹气,使胸廓隆起 3.每次吹气量500~600mL,吹气同时观察(眼余光)胸廓起伏 4.松鼻孔,侧头换气,再吹气(一次连续吹两口气)	10分	吹气无效扣2分 漏气扣2分 吹气时未压额抬颌扣2分 吹气时揪鼻子扣1分 吹气后未松开鼻孔扣2分 吹气时未观察胸廓起伏扣1分 吹气时气道未通畅扣3分

			分值	扣分标准	
		1.再次胸外按压:30 次。按压:人工呼吸 ＝ 30:2 2.撤纱布于弯盘内 3.畅通气道	15 分	一次比例不符合要求扣 2 分 纱布处理不合适扣 1 分 未畅通气道扣 3 分	
	简易呼吸气囊	1.简易呼吸气囊连接氧源,调节氧流量 8～10L/min,使储氧袋充盈 2.撤下床头 3.操作者站在患者头侧,采用"EC"手法将面罩罩紧患者口鼻,示指、拇指成 C 压住面罩,中指、无名指、小指成 E 畅通气道 4.一手托住气囊均匀地挤压 2 次。成人挤压频率为 10～12 次/min,使潮气量达400～600mL/次,挤压时使气囊塌陷 1/3～1/2,每次挤压时间 1～1.5s 5.挤压过程中观察患者胸廓起伏	10 分	未连接氧气扣 5 分 未调氧流量扣 3 分 未撤床头扣 1 分 体位不正确扣 3 分 EC 手法不正确扣 2 分 漏气扣 2 分 托气囊手法不正确扣 1 分 气囊塌陷不到位扣 1 分 面罩放置错误扣 5 分 未观察胸廓起伏扣 1 分 通气过程气道未畅通扣 3 分 其他一项不合要求扣 2 分	
		1.口述:5 个循环后再次判断(5～10s) 2.口述:患者自主呼吸恢复、颈动脉搏动恢复,复苏成功。记录时间。如未成功重复上述 5 个循环 3.偏头、穿衣服、裤子 4.撤简易呼吸气囊,遵医嘱改变吸氧方式,调氧流量 5.安装床头	5 分	未再次判断扣 5 分 判断时间短或长扣 2 分 判断位置不正确扣 2 分 判断手法不正确扣 1 分 未口述扣 2 分 口述不全扣 1 分 未记录时间扣 1 分 未偏头扣 2 分 偏头不到位扣 1 分 未系衣服扣 1 分 未系裤子扣 1 分 未改吸氧方式扣 2 分 未按床头扣 1 分	
	操作后	1.送回踏板 2.盖被,撤木板,将枕头立于床头中间 3.口述:遵医嘱继续有效复苏后的监护与治疗 4.整理患者,整理用物,消毒手、做好抢救记录 5.简易呼吸气囊送供应室消毒	5 分	未口述扣 2 分 口述不全扣 1 分 未处理用物或污染手扣 1 分 纱布装兜内扣 1 分 未洗手或洗手不正确扣 1 分 未记录扣 1 分 其他一项不符合要求扣 1 分	
	评价	1.操作熟练、规范 2.动作迅速,急救意识强	5 分	急救意识不强全扣 其他一处不符合要求扣 2 分	
	总分		100 分		

附录　手术室知识问答

一、基础知识

(1)消毒是指杀灭或清除传播媒介上病原微生物,使其达到无害化的处理。

(2)灭菌是指清除或杀灭医疗器械、器具和物品上一切微生物的处理。

(3)无菌技术是指在医疗、护理操作中,防止一切微生物侵入人体和防止无菌物品、无菌区域被污染的操作技术。

(4)无菌区域是指经过灭菌处理且未被污染的区域。

(5)穿孔指示系统是指戴双层手套,当手套穿孔时,液体会通过穿孔部位渗透到两层手套之间,更容易看见穿孔部位。

(6)高效消毒剂指可杀灭一切细菌繁殖体(包括分枝杆菌)、病毒、真菌及其孢子等,对细菌芽孢(致病性芽孢菌)也有一定杀灭作用,达到高水平消毒要求的制剂。

(7)中效消毒剂指仅可杀灭分枝杆菌、真菌、病毒及细菌繁殖体等微生物,达到消毒要求的制剂。

(8)低效消毒剂指仅可杀灭细菌繁殖体和亲脂病毒,达到消毒要求的制剂。

(9)高度危险物品是穿过皮肤或黏膜而进入无菌组织或器官内部的器材,或与破损的组织、皮肤黏膜密切接触的器材和用品。

(10)中度危险物品是这类物品仅和皮肤黏膜相接触,而不进入无菌的组织内。

(11)化学指示物是指根据暴露于某种灭菌工艺所产生的化学或物理变化,在一个或多个预定过程变量上显现变化的检验装置。

(12)无触式传递是指手术过程中借助中间物质,进行传递、接收手术锐器,防止职业暴露。

(13)手卫生为医务人员洗手、卫生手消毒和外科手消毒的总称。

(14)外科手消毒是指外科手术前医务人员用皂液和流动水洗手,再用手消毒剂清除或者杀灭手部暂居菌和减少常居菌的过程。使用的手消毒剂常具有持续抗菌活性。

(15)常居菌是指能从大部分人体皮肤上分离出来的微生物,是皮肤上持久的固有寄居菌,不易被机械地摩擦清除。如凝固酶阴性葡萄球菌、棒状杆菌类、丙酸菌属、不动杆菌属等。一般情况下不致病。

(16)暂居菌是指寄居在皮肤表层,常规洗手容易被清除的微生物。直接接触患者或被污染的物体表面时可获得,可随时通过手机传播,与医院感染密切相关。

(17)无瘤技术:防止手术过程中肿瘤细胞的医源性种植性转移的方法。

(18)清洁切口:手术未进入感染炎症区,未进入呼吸道、消化道、泌尿生殖道及口咽部位。

(19)清洁-污染切口:手术进入呼吸道、消化道、泌尿生殖道及口咽部位,但不伴有明显污染。

(20)污染切口:手术进入急性炎症但未化脓区域;开放性创伤手术;胃肠道、尿路、胆道内容物及体液有大量溢出污染;术中有明显污染(如开胸心脏按压)。

(21)感染切口有失活组织的陈旧创伤手术;已有临床感染或脏器穿孔的手术。

(22)卫计委《外科手术部位感染预防和控制技术指南(试行)》(2010 年 11 月 29 日)规定

外科手术切口的分类根据外科手术切口微生物污染情况,分为清洁切口、清洁－污染切口、污染切口、感染切口。

(23)手术部位的感染分为:切口浅部的感染、切口深部组织感染、器官/腔隙的感染。

(24)手术部位感染的危险因素源自患者方面的有:年龄、营养状况、免疫功能、健康状况等。

(25)手术部位感染的危险因素源自手术方面的有:术前住院时间、备皮方式及时间、手术部位皮肤消毒、手术室环境、手术器械的灭菌、手术过程的无菌操作、手术技术、手术持续时间、预防性抗菌药使用情况等。

(26)医用缝线的种类:医用丝线、无损伤缝线、医用肠线、不锈钢丝。

(27)手术中预防感染的要点。

保证手术室门关闭,尽量保持手术室正压通气,环境表面清洁,最大限度减少人员数量和流动。

保证使用手术器械、器具及物品等达到灭菌水平。

手术中医务人员要严格遵循无菌技术原则和手卫生规范。

若手术时间超过 3h,或者手术时间长于所用抗菌药物半衰期的,或者失血量大于 1500mL 的,手术中应当对患者追加合理剂量的抗菌药物。

手术人员尽量轻柔地接触组织,保持有效地止血,最大限度地减少组织损伤,彻底去除手术部位的坏死组织,避免形成无效腔。

术中保持患者体温正常,防止低体温。需要局部降温的特殊手术执行具体专业要求。

冲洗手术部位时,应当使用温度为 37℃ 的无菌生理盐水等液体。

对于需要引流的手术切口,术中应当首选密闭负压引流,并尽量选择远离手术切口、位置合适的部位进行置管引流,确保引流充分。

(28)金黄色葡萄球菌是引起手术部位感染最常见的微生物。

(29)持针器夹针方法:右手拿持针器,用持针器开口处的前 1/3 夹住缝针的后 1/3;缝线卡入持针器的前 1/3。

(30)外科手消毒,监测的细菌菌落总数≤5cfu/cm²。

(31)外科手消毒的注意事项。

在整个过程中双手应保持位于胸前并高于肘部,保持手尖朝上,使水由指尖流向肘部,避免倒流。

手部皮肤应无破损。

冲洗双手时避免溅湿衣裤。

戴无菌手套前,避免污染双手。

外科手消毒剂开启后应标明日期、时间,易挥发的醇类产品开瓶后的使用期不得超过 30 天,不易挥发的产品开瓶后使用期不得超过 60 天。

(32)外科手消毒的范围:双手、前臂和上臂下 1/3。

(33)穿好无菌手术衣的范围:肩以下、腰以上,两侧腋前线以前的范围,包括双手臂。

(34)穿无菌手术衣注意事项。

选择宽敞的地方、面向无菌区操作。

检查包内化学指示卡的灭菌效果,合格后方可取用,注意检查手术衣的完整性。

穿手术衣时双手平伸,未戴手套的手不可接触手术衣的外面。

巡回护士协助系手术衣领系带时,手不可触及手术衣外面。

穿手术衣人员必须戴好手套后方可解开腰间活结,或接取腰带。

采取内戴手套法,手套戴好后用生理盐水冲净手套上的滑石粉。

(35)铺置无菌器械台注意事项。

铺无菌台前手卫生,对周围环境进行评估,选择宽敞的地方进行操作。

开启无菌包前应检查包的名称以及灭菌包装是否完整、检查灭菌标识以及灭菌效果等。

用无菌持物钳进行操作,注意避免跨越无菌区。

无菌器械台台面为无菌区,无菌单应下垂台缘下 30cm 以上,手术器械、物品不可超出台缘。

保持无菌器械台及手术区整洁、干燥。无菌巾如果浸湿,应及时更换或重新加盖无菌单。

洗手护士穿无菌手术衣、戴无菌手套后,方可进行器械台整理。未穿无菌手术衣及未戴无菌手套者,手不得跨越无菌区及接触无菌台内的一切物品。

移动无菌器械台时,洗手护士不能接触台缘平面以下区域,巡回护士不可触及下垂的手术单。

无菌器械车铺好后,有效期为 6h。

(36)外科手消毒使用的清洁剂容器每周清洁、消毒。盛放干手纸的容器应每天用酸化水或 500mg/L 的含氯消毒液擦拭消毒。

(37)湿包是经灭菌和冷却后,肉眼可见包内或包外存在潮湿、水珠等现象的灭菌包。

(38)灭菌包装合格的标准。

包装完整无破损,密封良好。

包外化学指示胶带变色合格(变色均匀一致,与比色卡颜色接近),包外信息齐全,在有效期内。

硬质容器变温条变色合格(温控锁损坏安置锁扣),滤盘无脱落。

(39)灭菌包装的保管要求。

无菌包装与非无菌包装分开放置。

无菌包应放在清洁干燥的载物架上,按照灭菌日期的先后顺序放置。

无菌包装要求离地≥20cm,离墙≥5cm,离天花板≥50cm。

灭菌后棉织物包装有效期是 14 天,其他包装(无纺布、硬质器械盒、纸塑包装)有效期为 180 天。

(40)2%安尔碘、0.5%点尔康、75%酒精开启后的有效期为 7 天,均属于中效消毒剂,2%安尔碘用于皮肤的消毒,0.5%点尔康用于黏膜的消毒,0.05%点尔康用于创面的消毒,75%酒精用于皮肤消毒。

(41)2%碘酊用于眼内结膜瓣的固定。95%酒精用于耳科切取筋膜的固定,亦可用于标本的固定。万福金安用于器械浸泡消毒,浸泡 30min 灭菌。

(42)化学消毒剂的使用注意事项。

根据物品性能和物品被微生物污染情况选择合适的消毒剂。

严格掌握消毒剂的有效浓度及浸泡时间。

浸泡前物品必须刷洗干净,以便更好地与药物接触。

浸泡时物品要浸泡于消毒液中,浸泡时有轴节及带盖容器全部打开,管状物品消毒应充满管腔。

浸泡消毒后的物品使用前需用无菌等渗盐水冲洗干净,避免消毒液刺激组织。

挥发性药品应加盖,定期测比重,性质不稳定的消毒液宜现用现配,药物应根据使用期限定期更换。

(43)500mg/L 的含氯消毒剂用于一般物体表面或多重耐药菌的消毒。

1000mg/L 的含氯消毒剂用于医疗废物暂存区域的消毒。

2000mg/L 的含氯消毒剂用于感染手术的消毒。

5000mg/L 的含氯消毒剂用于气性坏疽的器械、污桶的消毒。

10000mg/L 的含氯消毒剂用于朊毒体感染的地面、物表的消毒。

酸化水用于一般物体表面或多重耐药菌的清洁消毒。

(44)消毒范围与消毒顺序。

由清洁区向相对不清洁区稍用力消毒。

消毒范围应超过手术切口周围 15cm 的区域。

如为污染手术或肛门、会阴处手术,则涂擦顺序相反,由手术区周围向切口中心涂擦。

无论消毒顺序由中心向四周或由四周向中心,已接触污染部位的消毒纱布,不得再返擦清洁处。

如切口有延长的可能,应事先相应扩大皮肤消毒范围。每一次的消毒均不超过前一遍的范围;至少使用两把消毒钳。

(45)手术进行中的无菌原则。

参加手术的人员,工作要加强计划性,手术开始后,尽量减少出入次数。保持手术间自动门常闭,严禁将手术间内、外走廊的门同时打开。

参加手术人员应严格遵守手卫生规范及无菌技术操作规范。穿无菌衣、戴无菌手套后应加强无菌观念,不得接触污染物,如有污染应立即更换。

手术人员穿好无菌手术衣后,乳平下、脐平上、双手臂为无菌区,肩背部、脐以下、手术台面下均为污染区,故调换位置和转身操作时,均应避免污染。

保持手术间安静,手术人员不可闲谈与大声喧哗。不得面对手术台大声讲话、咳嗽或打喷嚏,口罩潮湿后要及时更换;术者出汗时,应将头偏向于一侧,由其他人代为擦去,以免汗液落于手术区内。

手术人员站立姿势要端正,不应从手臂上、背后传递无菌物品,手术医生禁止伸臂横过手术区自取器械。坐着进行手术时,注意膝盖不应抬高或肘部支撑于膝盖上。

放置尖锐器械或缝针时,尖端应朝上,以避免刺破无菌敷料造成污染。切皮、缝皮前均应用 75%酒精棉球涂擦,切皮后,更换手术刀、纱布,用无菌巾或切口保护器保护皮肤。

无菌敷料潮湿后,应立即加盖无菌单;前臂及肘部潮湿或污染时,应加无菌袖套;手套破损或污染时,应及时更换。

切开空腔脏器(胃肠道、食道、阴道、胆道等)前,应以纱布保护好周围组织。被污染的器械、纱布等应单独置于弯盘内,以防止或减少其他物品的污染。黏膜用点尔康棉球消毒。操作完毕应立即更换手套。

切口周围的血渍及组织要及时清理,用过的手术器械及时收回并将血迹及时擦拭干净。

如因故需暂停手术时(如:术中等待快速病理切片结果),应用无菌巾覆盖手术区。

使用无菌器械夹取并传递内植物及止血材料等,尽量避免用手直接接触。

参观手术人员严格执行参观制度,观摩手术时应与手术区保持一定的距离,减少走动。

洗手、巡回护士及时监督指导各级人员的无菌操作,对违反规定者及时指正改进。

(46)铺无菌巾注意事项。

布单一旦铺下后,就不许移动,用巾钳夹住交叉的敷料角。如位置确需调整,只能由内向外移,而不能由外向内移。

腹单应盖过麻醉架,两侧和尾端应下垂超过手术床台边 30cm 以上。

若布单一旦被浸湿或破损,则失去消毒隔离作用,应加盖消毒无菌巾。

无菌巾一旦污染应立即更换。

(47)杂项物品指无菌区域内所需要清点的各种物品。包括一切有可能遗留在手术切口内的物品,如阻断带、悬吊带、尿管等。

(48)手术物品清点时机。

第一次清点,即手术开始前。

第二次清点,即关闭体腔前。

第三次清点,即关闭体腔后。

第四次清点,即缝合皮肤后。

增加清点次数时机。

如术中需交接班、手术切口涉及两个及以上部位或腔隙,关闭每个部位或腔隙时均应清点,如关闭膈肌、子宫、心包、后腹膜等。

(49)手术物品清点原则。

双人逐项清点原则:清点物品时洗手护士与巡回护士应遵循一定的规律,共同按顺序逐项清点。没有洗手护士时由巡回护士与手术医生负责清点。

同步唱点原则:洗手护士与巡同护士应同时清晰说出清点物品的名称、数目及完整性。

逐项即刻记录原则:每清点一项物品,巡回护士应即刻将物品的名称和数目准确记录于物品清点记录单上。

原位清点原则:第一次清点及术中追加需清点的无菌物品时,洗手护士应与巡回护士即刻清点,无误后方可使用。

(50)手术病理标本管理原则。

即刻核对原则:标本产生后洗手护士应立即与主刀医生进行核对。

即刻记录原则:标本取出并核对无误后,巡回护士或其他病理处理者应即刻记录标本的来源、名称及数量。

及时处理原则:标本产生后应尽快固定或送至病理科处理。

(51)病理标本若需固定标本时,应使用 10% 中性甲醛缓冲液,固定液的量不少于病理标本体积的 3~5 倍,并确保标本全部置于固定液之中。

(52)病理标本在离体 30 分钟内应当固定,微小标本应立即送检。送检病理标本应与有资质的手术医师一起完成,相互监督,确保标本送检无误。

(53)手术隔离技术指在无菌操作原则的基础上,外科手术过程中采取的一系列隔离措施,将肿瘤细胞、种植细胞、污染源、感染源等与正常组织隔离,以防止或减少肿瘤细胞、种植细胞污染源、感染源的脱落、种植和播散的技术。

(54)隔离区域是指在外科手术时,凡接触空腔脏器、肿瘤组织、内膜异位组织和感染组织等的器械、敷料均视为污染,这些被污染的器械和敷料所放置的区域即为隔离区域。

(55)"烟囱"效应即从具有通畅的流通空间中,空气(包括烟气)靠密度差的作用,沿着通道很快进行扩散或排出的现象,为"烟囱"效应。

(56)子宫内膜异位症是指具有活性的子宫内膜组织(腺体和间质)出现在子宫体以外的部位,是育龄女性常见病及多发病,虽呈良性病变,但具有类似恶性肿瘤的种植、侵蚀及远处转移能力。

(57)手术无瘤技术有哪些?

手术切口的保护:①大垫子保护切口皮肤;②使用手术薄膜;③使用切口保护器。

手术体腔的探查:①探查动作要轻柔,切忌挤压;②探查完毕后更换手套;③探查时按照由远及近的顺序。

手术器械的准备:有需要者可以多备器械。

冲洗液的准备:①蒸馏水;②碘附溶液;③抗癌药物溶液。

(58)蒸馏水冲洗原理。

蒸馏水是一种不含电解质和有形成分的低渗性液体,其渗透压接近 0,而人体组织细胞的渗透压为 280~310mmol/L,由于渗透压差异,蒸馏水可以使肿瘤细胞肿胀,裂解肿瘤细胞膜,从而使肿瘤细胞失去活性,因此蒸馏水作为冲洗液能有效避免肿瘤细胞的种植和播散。

(59)无瘤技术的目的。

防止癌细胞沿血道、淋巴道扩散。

防止癌细胞种植。

(60)洁净手术室空气培养的方法。

洁净手术室的空气培养应每季度进行一次。

空气培养必须在净化系统启动后 1h、进行医疗活动前期间采样。

空气采样前必须洗手,戴好帽子、口罩,严格执行无菌技术操作规程。

采样高度:与地面垂直高度低于 80cm。

布点方法。①5 级净化手术间手术区放置 13 个点、周边区每边放置 2 个点,暴露 30 分钟;②7 级净化手术间手术区放置 3 个点、周边区长边放置 2 个的,短边 1 个点,暴露 30 分钟;③8 级净化手术间手术区≥30m² 放置 5 个点,<30m² 放置 3 个点,暴露 30 分钟。

放置时由内向外,收回时由外向内。

(61)洁净手术部:由洁净手术室、洁净辅助用房和非洁净辅助用房等一部分或全部组成的独立的功能区域。

(62)洁净手术室:采用空气净化技术,把手术环境空气中的微生物粒子及微粒总量降到允许水平的手术室。

(63)手术间自净时间:指在正常运行的换气次数条件下,使手术间内术后废弃物已被清除后的空气含尘浓度降低约 90% 或降低到设计洁净度级别上限浓度之内所需的时间。

(64)手术区:需要特别保护的手术台及其四边外推一定距离的区域。

(65)周边区:洁净手术室内除去手术区以外的其他区域。

(66)洁净手术间的温度要求 21~25℃,湿度 30%~60%。仪器间、无菌物品保管间温度要求≤27℃,湿度≤60%。刷手间、洁净区走廊温度21~27℃,湿度≤60%。

(67)洁净度5级手术间自净时间10min。洁净度7级,8级手术间自净时间20min。温湿度不达标不应该超过5d/年,连续2天不达标的不应超过2次/年。

(68)洁净手术室手术区域。

Ⅰ级手术室手术区是指手术台两侧边各外推0.9m、两端各外推至少0.4m后(包括手术台)的区域。

Ⅱ级手术室手术区是指手术台两边各外推至少0.6m、两端各外推至少0.4m后(包括手术台)的区域。

Ⅲ级手术室手术区是指手术台四边各外推至少0.4m后(包括手术台)的区域。Ⅳ级手术室不分手术区和周边区。

Ⅰ级眼科专用手术室手术区每边不小于1.2m。

(69)新风入口处过滤网每周三、周六清洁一次。粗效过滤器宜1~2个月更换一次;中效过滤器宜每周检查,3个月更换一次;亚高效过滤器宜每年更换。发现污染和堵塞及时更换。末端高效过滤器宜每年检查一次,当阻力超过设计初阻力160Pa或已经使用3年以上时宜更换。

(70)医务人员职业暴露指医务人员在从事诊疗、护理活动过程中接触有毒、有害物质或传染病病原体从而损害健康或危及生命的一类职业暴露。分为感染性职业暴露、化学性职业暴露、放射性职业暴露及其他类职业暴露。

(71)标准预防指将所有患者的血液、体液、分泌物(不包括汗液,除非被血液污染)、排泄物、黏膜及非完整的皮肤等均视为具有传染性,凡接触上述物质时应采取相应防护措施。包括手卫生,根据预期可能的暴露选用手套、隔离衣、口罩、防护鞋、护目镜或防护面屏以及安全注射等。

(72)清洁与消毒原则。

应采取湿式清洁方法,遵循先清洁,再消毒的原则。

清洁时应有序进行,遵循由上而下、由周围区到中心区、由清洁区到污染区的原则。

(73)医用垃圾的分类:感染性废物、病理性废物、损伤性废物、药物性废物、化学性废物、放射性废物。

(74)医疗废物的收集要求盛放医疗废物达包装物或容器的3/4满时,应用有效的封口方式进行封口。每个包装物或容器外应有警示标识,并有中文标签。中文标签内容包括医疗废物产生单位、产生日期、类别及需要的特别说明等。存放医疗废物不得露天存放,存放时间不得超过2天。

(75)标准手术体位由手术医生、麻醉医生、手术室护士共同确认和执行,根据生理学和解剖学知识,选择正确的体位设备和用品,充分显露手术野,确保患者安全与舒适。

(76)举例说明手术中常见的手术体位。

仰卧位:水平仰卧位、垂头仰卧位、侧头仰卧位。

侧卧位:肾脏手术侧卧位、胸部手术侧卧位、半侧卧位。

俯卧位。

膀胱结石卧位。

半坐卧位

(77)手术体位摆放注意事项。

保持静脉输血输液的通畅,保证术中补液及给药的方便。

保持呼吸系统的通畅。

避免皮肤的损伤。

避免神经系统的损伤。

婴幼儿摆放体位应注意动作轻柔、注意保暖。

(78)手术体位安置原则。

保持人体正常的生理弯曲及生理轴线,维持各肢体、关节的生理功能体位,防止过度牵拉、扭曲及血管神经损伤。

保持患者呼吸通畅、循环稳定。

注意分散压力,防止局部长时间受压,保护患者皮肤完整性。

正确约束患者,松紧度适宜(以能容纳一指为宜),维持体位稳定,防止术中移位、坠床。

(79)常见手术体位的并发症:常见并发症包括皮肤损伤、周围神经损伤、眼部损伤、女性乳房及男性外生殖器压伤、肢体静脉血液回流受阻。

(80)临床估算一块干纱布吸血量约为 20mL,一块纱垫吸血量约为 50mL。

(81)手术缝针的规格:缝合针分圆针、三角针、直针。型号的意思是,如△1/2 6×14 指直径为 0.6mm,弦长为 14mm,针尖切面为三角形的 1/2 弧形针。

(82)缝针针尖按形状分为圆头、三角头及铲头三种,锥体有近圆形、三角形及铲形三种,针眼是可供引线的孔,它有普通孔和弹机孔两种。

(83)耦合效应(coupling effect)是指两个或两个以上的电路元件或电网络的输入与输出之间存在紧密配合与相互影响,并通过相互作用从一侧向另一侧传输能量的现象。在电外科应用中表现为工作电缆(电刀笔或电钩)向相邻近(靠近)的电缆或金属器械传输能量的现象。

(84)回路负极板粘贴选择易于观察、肌肉血管丰富、皮肤清洁、干燥的区域(毛发丰富的区域不宜粘贴)。靠近手术切口部位,距离手术切口>15cm;距离心电图电极>15cm,避免电流环路中近距离通过心电图电极和心脏。

(85)低体温(hypothermia)

指核心体温<36.0℃即定义为低体温。是最常见的手术综合并发症之一。

(86)DVT 形成的主要原因是血管内皮损伤、静脉血液滞留、血液高凝状态。

(87)VTE 评估分值≥3 分属于高危患者,≥5 分属于极高危患者。

(88)VTE 预防措施。

护士术前应了解患者血栓相关病情,如高危因素、是否使用抗凝剂、放置血栓滤器等。做好 VTE 评估。

避免同一部位、同一静脉反复穿刺,避免在下肢静脉穿刺,尤其避免下肢留置针封管。

遵医嘱适当补液,避免脱水造成血液黏稠度增加。

预防患者低体温,避免静脉血液滞留、高凝状态。

体位摆放时注意避免大的神经血管受压。

护士遵医嘱执行:间歇式充气压力装置。(使用前确认患者下肢 B 超结果无异常)

遵医嘱用药,了解药理作用。在用药中护士应注意观察伤口渗血量、引流量有无增多等症状。

患者转运过程中动作不宜过快、幅度不宜过大,建议使用转运工具。

(89)低体温的预防措施。

术前、术后转运患者过程中做好保暖工作。

患者进入手术间前 30 分钟室温应适当调高（以 24～25℃为宜），如非手术特殊需要，整个手术过程室温应恒定在 22～24℃，湿度以 50%～60%为宜。

进行各种操作时避免或尽量减少患者的暴露。

消毒后立即铺无菌巾，减少患者热量的散失。

安全、有效使用各种保温用具，但应避免造成烫伤。

输入液体时应掌握温度，以 37℃左右为宜，新鲜全血和成分血输入时应慎重加温。

术中需要进行体腔或切口冲洗时，如非特殊需要，冲洗液宜加温至 36～37℃后才供应手术台上使用。

术中根据情况对患者进行体温监测，防止低体温的发生。

高危患者（婴儿、新生儿、严重创伤、大面积烧伤患者等）除采取上述保温措施外还需要额外预防措施防止计划外低体温，如可在手术开始前适当调高室温，设定个性化的室温。

(90)局麻药中毒的症状体征可分为轻、中、重三度。

轻度：以精神异常为特征，患者失去理智，一般出现多言、烦躁不安或沉默嗜睡等。

中度：以面部小肌肉震颤为特征，可出现恶心、呕吐等症状。

重度：出现全身抽搐和惊厥，患者可因抽搐缺氧而死亡。呼吸循环系统早期表现为兴奋，以后转为抑制，严重者呈现昏迷，肌肉松弛，面色苍白，皮肤湿冷，血压下降，脉快而弱，呼吸浅慢。如抢救不及时，可因呼吸循环衰竭而死亡。

(91)局部麻醉中丁卡因一次限量成人为 80mg，局部麻醉中普鲁卡因一次限量成人为 1g。

(92)局部麻醉中利多卡因一次限量成人为 400mg。

(93)外科手术预防用药的给药。

术前 0.5～1h 内给药，或麻醉开始时给药，使手术切口暴露时局部组织足以达到足以杀灭手术过程中入侵切口细菌的药物浓度。

手术时间超过 3h 或者超过药物两个半衰期应追加一次。

输注万古霉素或者氟喹诺酮类药物因输注时间较长，应该提前给药。

患者特殊病情造成药物半衰期延长或缩短应根据情况给药。例如肾功能不全或者烧伤患者。

(94)何为自体输血？自体输血是指术前采集患者体内血液或手术中收集自体失血，经过洗涤、加工，在术后或需要时再回输给患者本人的方法。

(95)何为成分输血？成分输血是将血液成分进行分离，加工成各种高浓度、高纯度的血液制品，然后根据患者的需要，有针对性地输入，以达到治疗的目的。

(96)取血后血制品多长时间输注？血液制剂放在室温下不得超过 30 分钟，取回的血液应按照相关要求尽快输用。临床用血科室不得自行贮血，暂时不输注的血液供应保存于输血科（血库）输血专用冰箱中，直至输血前取走。从取血者记录的取血时间开始计算。

(97)输注血制品的顺序：冷沉淀、血小板、血浆、红细胞。

(98)血液内为何不可以加入药物？

增加污染机会。

有的药物含有钙离子，使血液凝固。

有的药物性能不稳定,在血液中很快分解。

有的高渗或低渗药物,会造成红细胞的破坏。

(99)废弃标本的处理程序。

所有标本原则上必须送病理检查,如切除的组织不送病理检查,必须立即通知护士长,护士长与相关科室医师沟通后,决定不送病理检查或其他标本,如牙齿、胎盘、颅骨骨瓣等不需做病理检查时执行下列程序。

巡回护士应在手术物品清点单"备注栏"内注明"标本"(注明具体标本如骨瓣),不送病理,送焚烧,手术医师签字。

如遗弃标本时,洗手护士与外廊工勤人员进行认真交接、在废弃标本登记本上记录签字。

外廊工勤人员与保洁员进行认真交接、签字。保洁员与医院回收员认真交接、签字,严禁自行处理。

(100)如何对一次性耗材进行效期管理?

一次性耗材按照效期远近摆放,遵守近期先用的原则。

手术间责任护士每周一检查手术间内一次性耗材,并做检查记录。

总务护士每月对库房耗材进行检查并记录,质控小组成员每周检查一次性耗材,护士长定期监督检查。

近效期物品(6个月)应及时使用或到库房调换。

(101)手术室防护措施配备都有哪些?

洗眼器:2个,每天清洁保养-记录(刷手间、标本处理间)

防护拖鞋、防护眼镜:一次性防护眼镜、激光防护眼镜、防护服、一次性手套

(102)腹腔镜手术中主要关注哪些方面?

腹腔镜应轻拿轻放。

传递锐器时避免划伤镜身及光缆。

密切监督医生对腹腔镜器械是否有过度操作。

通电器械应及时清理污垢,随时检查绝缘层的完整性。

腔镜器械应放置在稳妥的地方,用后及时收回。

术中随时检查腔镜器械的完整性及配件,避免术中丢失。

由于腔镜手术导线较多,术中密切观察避免打折、缠绕。

关注气腹机各项参数,维持正常范围。

(103)举例说明常见腹腔镜手术体位。

仰卧位:腹腔镜胆囊切除术、腹腔镜阑尾切除术、腹腔镜膀胱癌根治术、腹腔镜肝叶切除术等。

膀胱结石位:腹腔镜直肠切除术、腹腔镜乙状结肠切除术、腹腔镜子宫切除术等。

侧卧位:腹腔镜肾切除术、腹腔镜输尿管癌根治术、胸腔镜手术等。

大字形体位:腹腔镜胃癌根治术等。

(104)腔镜中转开腹手术应注意哪些?

中转开腹后应及时撤下腹腔镜及腔镜器械,腔镜器械要清点数目、检查完整性。

及时清理台下与手术无关的物品。

若体腔填塞腔镜纱布应及时提醒医生取出。

开腹前清点所有器械、敷料。

(105)腹腔镜手术气腹的并发症有哪些？

皮下气肿。

气胸。

气体栓塞。

高碳酸血症。

心律失常。

肩部酸痛。

下肢静脉血栓。

其他网膜气肿、小肠缺血。

(106)腹腔镜腹壁穿刺切口并发症。

感染。

切口疝。

切口部位恶性肿瘤转移。

(107)腹腔镜基本设备包括哪些。

气腹装置。

冲洗系统。

电视监测系统。

冷光源系统。

(108)气腹机使用的注意事项。

气腹压力参数设置合理：小儿 8～10mmHg；成人：12～14mmHg。

术前检查气腹机的功能。

建立气腹时应逐渐调节气腹流量。

气腹机送气口使用前后应用酒精纱布擦拭。

气体报警时应检查气源是否充足，气源接口是否连接正确。

(109)气腹机报警的常见原因。

器械通气口堵塞。

气腹管打折或受压。

腹肌紧张。

二氧化碳不足。

(110)超声刀使用注意事项。

超声刀主机应使用独立电源，并远离电刀 1m 以上。

使用每隔 10～15min 时，把刀头浸在水中，启动超声刀，把刀头里的组织和血块冲出，以免堵塞。

清洗刀芯时用纱布轻擦，切忌用刷子刷洗，以免损伤硅胶环，影响功能。

测试时刀头应张开，不要闭合。

操作手柄不要碰撞或落地，以免改动其振动频率。

刀头精细，应轻拿轻放，以防刀头损坏。

刀头用完后宜马上清洗，避免血块凝固，并平持刀头，避免与金属碰撞。

超声刀持续工作一般以 7s 为宜,不超过 10s,术中密切监督医师操作。

术中密切观察刀头工作面与绝缘层,随时检查其完整性,防止遗留体腔。

正确安装、拆卸超声刀手柄,勿强行安装、拆卸,以免损坏。

(111)使用 Ligasure 过程中应注意哪些?

术中及时清理刀头污垢。

尽量使用直径大于刀头 1mm 的创克,避免损伤刀头。

注意对刀头两旁电极线的保护。

暂停使用时应妥善放置 Ligasure 连线。

(112)使用 Hem-o-lok 时应注意哪些?

根据手术需要选择合适型号的 Hem-o-lok 钳与 Hem-o-lok 夹。

使用前检查 Hem-o-lok 钳与 Hem-o-lok 夹的完整性。

根据需要调整 Hem-o-lok 夹方向,上夹后检查有无松动。

(113)术中使用腔镜阻断夹时应注意哪些?

使用前检查阻断夹的功能及完整性。

阻断血管后记录时间。

用后及时取出,防止遗留体腔,并检查完整性。

(114)术中使用电凝器械时应注意哪些?

术前检查外绝缘层是否破损。

调整合适的功率。

术中密切观察使用情况,及时清理焦痂,确保使用效果。

术中停用时及时将器械与电凝线分离。

(115)冷光源使用的注意事项。

开机时亮度应由低逐渐调高。

手术结束将亮度调至最低后关机。

注意锐器避免划伤光源线。

光源避免直接接触皮肤以免烫伤。

避免短时间内的反复开关机,以免损坏氙灯。

(116)压力性损伤的分期包括 1 期、2 期、3 期、4 期、可疑深部组织损伤期、不可分期压疮。

(117)压力性损伤的术前评估<20 分为非常危险;20~30 分为高度危险,30~40 分为一般危险,>40 分为低度危险。分值越低,提示压疮风险越高。

(118)导尿及留置导尿技术操作并发症包括尿道黏膜损伤、尿路感染、虚脱、尿潴留、拔管困难、引流不畅。

(119)氧气吸入法操作并发症包括无效吸氧、气道黏膜干燥、氧中毒,腹胀、肺组织损伤。

(120)雾化吸入技术操作并发症包括呼吸困难、缺氧及二氧化碳潴留、哮喘发作加重。

(121)各种注射技术操作并发症包括出血、硬结形成、神经损伤、针头弯曲或针体折断。

(122)静脉输液技术操作并发症包括药液外渗、静脉炎、发热、急性肺水肿、空气栓塞。

(123)静脉置管技术操作并发症包括血肿、感染、空气栓塞、导管堵塞。

(124)PICC 置管技术操作并发症包括送管困难、导管异位、误伤动脉及神经、心律失常、穿刺点感染、静脉炎、导管堵塞、导管内自发返血、导管脱出移位、导管破损、断裂、静脉血栓形成、穿刺处渗血、穿刺外渗血、接触性皮炎。

(125)静脉输血技术操作并发症包括:发热反应、过敏反应、溶血反应、大量输血后反应、其他反应。

(126)血标本采集技术操作并发症包括晕针及晕血、皮下出血及血肿。

(127)胸外心脏按压术操作并发症包括肋骨骨折、损伤性血气胸、心脏损伤、肝脾破裂。

(128)吸痰技术操作并发症包括低氧血症、呼吸道黏膜损伤、气道痉挛。

(129)保护用具使用操作技术并发症包括床档致伤及床档损坏、约束带致伤及肢体淤血。

(130)手术体位相关并发症包括皮肤损伤、周围神经损伤、眼部损伤、女性乳房及男性外生殖器压伤、肢体静脉血液回流受阻。

(131)2015版心肺复苏更新点。

按压速率每分钟100~120次。

按压深度:成人至少5~6cm。儿童和婴儿至少为胸廓的前后径的1/3,儿童大约为5cm,婴儿大约为4cm。

每次按压后胸廓充分回弹,尽可能减少按压中的停顿,中断时间<10S。

判断减少按压中断的标准是以胸外按压在整体心肺复苏中占的比例确定的,所占比例越高越好,目标比例为至少60%。

通气速率为每6秒呼吸一次(每分钟呼吸10次)。成人1名或2名施救者按压/呼吸比均为30:2,儿童和婴儿:单人操作30:2,2名以上15:2。

(132)心肺复苏抢救记录内容。

患者发生病情变化的时间及当时的生命体征。

医生到达后下达的医嘱及遵医嘱采取的措施。

抢救过程中每个时间点生命体征的变化及采取的措施。

抢救成功的时间及当时的生命体征。

(133)简易呼吸气囊知识点。

挤压频率成人10~12次/min,潮气量按8~10mL/kg计算,一般为400~600mL/次,气囊下陷1/3~1/2,挤压时间持续1~1.5s。儿童10mL/kg,小儿(1~8岁)挤压频率16~20次/min。

(134)简易、呼吸器检测时机:第一次使用;清洁与消毒后;更换新配件组合后;不经常使用,每月检测一次。

(135)电除颤知识点。

选择能量单相波能量选择360J,双向波200J,小儿首次能量选择2J/kg,以后能量选择4J/kg,最大不超过10J/kg或200J,按充电键(charge)充电。

右电极:胸骨右缘第2肋间,左电极:左腋中线第5肋间。

电极板于患者胸部给予10~12kg压力。

除颤仪每周检测,每周充电2~4h。

(136)心电监护如何设置报警范围?

心率:60~100次/min,设置范围60~100。缓慢型心律失常根据病情调整,快速性心律失常在异常值基础心率的上下调20%~30%。

SPO_2:95%:设置范围95%~100%。<95%时,低限根据病情调整,高限设置100%。

血压(mmHg)：血压在正常范围之内。

收缩压高限设置 140，收缩压下限设置 90。舒张压高限设置 90，舒张压下限设置 60。异常值根据病情及医生目标值设定。

呼吸(次/min)，低限设置：8～10；高限设置：30～35。

(137)肾上腺素：心肺复苏首选药。

心肺复苏主要是通过对 α 受体的兴奋作用，使外周血管收缩，外周循环阻力增加。

使心肌收缩力加强，心率加快，心肌耗氧量增加。

使皮肤、黏膜及内脏小血管收缩，但冠状血管和骨骼肌血管则扩张。

对血压的影响与剂量有关。

松弛支气管和胃肠道平滑肌的作用。

肾上腺素临床应用。①抢救心搏骤停：常规剂量：1mg 静推，无效每 3～5 分钟重复一次。②抢救过敏性休克：0.5～1mg 皮下或肌内注射，危急时刻可以 0.1～0.5mg 缓慢静推(以生理盐水稀释至 10mL)。如有需要可每隔 5～15 分钟重复给药一次。③用于支气管哮喘：初量 0.2～0.5mg 皮下注射，必要时可每隔 20 分钟到 4h 重复一次。

(138)去甲肾上腺素：临床上主要用于各种休克(出血性休克禁用)。使用注意事项如下。

小剂量、低浓度给药，不宜长时间持续给药，以免血管强烈收缩，加剧循环障碍。

用药过程中须随时测量血压，调整给药速度，使血压保持在正常范围内。遇光即渐变色，应避光储存。

不宜与碱性药物配伍注射，以免失效。不应与含钾液体使用同一静脉通道，以免被灭活。

静脉使用时，严防外漏，以免局部皮肤坏死。

(139)多巴胺：兴奋 α、β 受体和多巴胺受体，临床应用于各种类型休克。

小剂量(1～5μg/kg/min)：可引起肾血管扩张而增加尿量，称肾脏剂量。

中剂量(5～15μg/kg/min)：可引起心肌收缩增强，增加心排出量，称心脏剂量。

大剂量(15～20μg/kg/min)：可致小动脉收缩，升高血压。

多巴胺用药注意事项如下。

只能静脉给药，不能与碱性液体用一条通道。

使用前应补充血容量及纠正酸中毒，避免瘦马加鞭。

过量可致快速性心律失常。静脉滴注时，应观察血压、心率、尿量和一般状况。

(140)胺碘酮(可达龙)：新的心肺复苏指南将胺碘酮替代利多卡因列为一线药物。

适应证：①CPR 时，对于习惯应用 CPR－电除颤－CPR－肾上腺素治疗无效的室颤或无脉性室速患者应首选胺碘酮。②快速房性心律失常伴严重心功能不全患者，静脉注射胺碘酮比其他抗心律失常的药物更适宜。③治疗血流动力学不稳定的室速或室颤疗效较好。

胺碘酮用法用量。①室颤或无脉性室速：初始剂量为 300mg，快速注射(>3 分钟)，随后按 1mg/min 的速度持续静脉滴注 6h，再减至 0.5mg/min，每天最大剂量不超过 2g。②对于非心脏停搏患者：首先静脉缓慢注射 150mg(15～20 分钟)，而后按 1mg/min 持续静脉滴注 6h，再减至 0.5mg/min。③对再发或持续性心律失常，必要时可以重复给药 150mg。

应用胺碘酮的注意事项。①禁止与盐水同时使用：会产生沉淀。②主要不良反应是低血压和心动过缓，预防的方法为减慢给药速度。③有房室传导阻滞、心动过缓、碘过敏者禁用胺碘酮。

(141)利多卡因:如果没有胺碘酮,可以使用利多卡因。其显效快,时效短。

用法用量。①心搏骤停时初始冲击量 1.0～1.5mg/kg 静脉快速注入。②室颤室速时初始量 0.5～0.25mg/kg,如果病情需要每 2～3 分钟重复给药一次。总量不超过 3mg/kg/h,或在 1 小时内用量不大于 300mg。

(142)阿托品:在 2010 年心肺复苏指南中不再建议常规使用。

临床应用及注意事项。①可用于严重的心动过缓和心搏停止。②解救有机磷中毒。③解除平滑肌痉挛:用于各种内脏绞痛。④抑制腺体分泌:麻醉前给药。⑤抗休克。⑥心肌缺血或心肌梗死时不用,因其可增加心肌耗氧。

(143)尼可刹米:兴奋呼吸中枢,对镇静类药物引起的呼吸抑制作用显著。

(144)洛贝林:兴奋呼吸中枢,针对新生儿、一氧化碳中毒引起的窒息效果显著。

注:对于呼吸心跳停止者,应用呼吸兴奋剂无益。只有在自主呼吸功能恢复后,为提高呼吸中枢兴奋性,才可以应用。

(145)氨茶碱:主要用于支气管哮喘和哮喘型慢性支气管炎,也可用于急性心功能不全、心源性哮喘及胆绞痛。

用量:成人每次 0.25～0.5g,每天 0.5～1g;极量:一次 0.5g。

小儿每次 2～3mg/kg;以 50% 葡萄糖液 20～40mL 稀释后缓慢静脉注射(不得少于 10min);或以 5% 葡萄糖液 500mL 稀释后静脉滴注。

注意事项:①急性心肌梗死伴有血压显著降低者忌用;②静脉滴注不宜过快;③药液宜单独应用,不与其他药物配伍。

(146)毛花苷 C

正性肌力作用:心肌收缩力↑。

负性频率作用:心率↓。

减慢房室结传导。

适应证:充血性心力衰竭、房颤、阵发性室上速。

使用注意事项:①心肌梗死 24～48h 内禁忌使用:可诱发室颤;②注意观察不良反应;③静推宜慢,观察心率:15～20 分钟;④禁止与钙同时使用。

(147)硝酸甘油

松弛血管平滑肌:扩张小静脉,心肌耗氧量↓。

扩张冠脉:增加缺血区的血和氧。

适应证:冠心病、心肌梗死、心绞痛。

护理注意事项:①注意体位:防止直立性低血压,使用时常见、最危险的问题就是低血压;②控制滴速:10～20 滴/min;③易挥发,避光保存;④选择合适的输液器,如非 PVC 输液器,避光输注。

(148)呋塞米(速尿)

作用:利尿:作用强大、迅速而短暂。

扩张血管:肾血管和小静脉。

注意事项:静脉注射必须缓慢,不宜与其他药物混合注射;记录出入量,观察用药后反应;糖尿病患者慎用;与降压药合用时适当减少降压药用量。

(149)手术缝针管理规定。

手术缝针清点时需暴露充分,检查缝针的完整性,针尖、针尾各清点一遍。

术中需要缝线针数量较大时,巡回护士应保留缝线针的外包装,洗手护士保留缝线针的内包装,清点查对时,包装数与缝线针数相符。

接触空腔脏器的缝针应使用后消毒后再用,一次性使用缝针固定于敷贴,存放于污染区。

缝针不用时应使用吸针盒或敷贴固定,禁止缝针独立存放。

传递缝针时应注意规范操作,防止发生职业暴露。

缝针使用时洗手护士应做到眼不离针,针不离持针器。缝针使用前后均应检查其完整性,如有缺失,立即查找。

发现断针后应沉着冷静,分析可能去向,仔细查找,禁止手术间人员来回进出手术间。

发现缝针缺失,第一时间查找并上报护士长,如若查找不到,执行器械缺失(损)应急预案。

(150)手术缝针管理规范。

缝针清点时应暴露充分,清点时仔细检查缝针的数量及完整性。

清点缝针时应针尾点一遍,检查针鼻的完整性;再清点针尖,检查针尖完整性。清点时将缝针独立竖起,仔细核对。

可使用吸针盒、敷贴、导尿管等固定使用后的缝针。

使用吸针盒时注意使用持针器调整缝针位置,不可直接用手调整。

使用敷贴固定缝针时,注意放置于污染区,避免直接接触。

使用导尿管固定缝针时,需使用长血管钳钳夹部分导尿管,然后固定缝针,置于双手位置,防止发生职业暴露。

接触胃肠道的缝针及持针器应使用点尔康消毒后处置。

(151)患者女性,45 岁。术前诊断为大隐静脉曲张,拟在双持续硬膜外麻醉下行大隐静脉剥脱术,患者术前各项检查无异常,入手术室后体温 36.5℃,心率 78/min,血压110/85mmHh。指导患者摆好体位后行 T12~L1↑,L4~L5↓ 硬膜外麻醉穿刺成功,回抽无回血后,先后在 20min 内注入 2‰盐酸利多卡因注射液 25mL,25min 后患者面部及口周肌肉抽搐,烦躁,血压下降,氧饱和度下降,立即给予面罩加压给氧,静推力月西,5min 后抽搐消失,生命体征平稳,患者应答反应恢复,氧饱和度 100%。手术进行顺利,术后随访未见异常。请问患者发生了什么意外情况? 什么原因导致该情况的发生? 该情况的发生还有哪些原因? 如何避免发生该意外情况? 请说出发生该意外情况后的护理措施?

患者发生了局麻药中毒。

由于患者所受局麻药过量导致其发生局麻药中毒。

中毒原因如下。

用量过大:如普鲁卡因一次手术用量不得超过 1g,利多卡因不得超过 0.4g,丁卡因不得超过 0.1g。

浓度过高:如普鲁卡因常用浓度为 1%,最大不超过 2%。

药物入血过快:如直接穿刺注入血管或在血循环丰富部位麻醉,吸收过快。

患者体质差,对局麻药耐受能力低下。

药物之间的影响。

局麻药中毒的预防如下。

限量使用:一般不允许超过限量,尤其对耐受力低下的患者,要适当减量。

限制浓度：不得超过限制浓度，尤其对年老体弱者更要加以限制。

防止局麻药过快入血：即每次推药前必须回吸无血；同时在血循环丰富部位麻醉用药浓度和用量要偏小；在局麻药中加入适量的肾上腺素，通常每 100mL 局麻药中加入 0.1％肾上腺素 0.3mL，可延缓麻药的吸收，减少中毒的发生，又可延长麻醉时间，但有高血压、心脏病、甲亢、老年患者及指（趾）端手术的局麻药中忌加肾上腺素。

护理措施如下。

在整个麻醉过程及手术过程中密切观察患者的生命体征变化，仔细询问患者有无头晕、耳鸣等不适，仔细观察患者有无嗜睡、唇周发绀等现象。一经发现立即停止用药，维持呼吸和循环，在最快最短的时间进入抢救程序。

开放气道给氧。当患者发生局麻药中毒时呼吸抑制、唇周发绀、氧饱和度急剧下降。首先要停止用药，畅通气道，吸尽口腔内分泌物，给予高流量氧气吸入或面罩加压吸氧，稳定的控制并调节吸入氧气浓度，以升高动脉血氧分压。若患者牙关紧闭则放入口咽通气道防止舌后坠，利于氧气有效地进入体内并进行气体交换，必要时配合医生进行气管插管，控制呼吸。

积极配合医生抢救。当患者发生局麻药中毒出现心脏及中枢神经毒性时，在保证有效供氧的情况下，遵医嘱给予镇静、升压药如安定、力月西、阿托品等并密切观察患者的生命体征及氧饱和度的变化。若患者呼吸心搏骤停，立即进行心肺复苏。中毒经抢救恢复以后也要密切观察病情变化。

（152）患者王某，男，60 岁，全麻下行腹腔镜前列腺癌根治，体位头低脚高位，气腹压力设定为 12mmHg，手术进行 2h 时，心率达 100 次/min，二氧化碳分压 60mmol/L，血 pH 下降，尿量明显减少，患者术后清醒自述肩部酸痛。请问，该患者在术中出现什么并发症？引起该并发症的原因？如何处理？术后肩部酸痛原因及处理方法？

诊断：高碳酸血症

原因：气腹使腹内压增加、膈肌上抬、潮气量下降、分钟通气量减少，二氧化碳不易排除；并且由于二氧化碳的高弥散性能通过腹膜、腹腔脏器及血管壁进入血液循环。

处理：气腹时尽量一次成功，避免反复腹膜戳孔，防止 Trocar 脱出。一旦脱出，尽量在镜下从原通道经原戳孔进入。正常情况下，二氧化碳气腹压力在 12～14mmHg 时，难以产生高碳酸血症，如有发生，应考虑有其他异常二氧化碳吸收因素存在。

术后肩部酸痛原因：二氧化碳气腹压力过高，导致膈肌上抬，使膈神经受牵张引起的。

医嘱给予止痛药，加速二氧化碳排出，给予氧气吸入，避免过度活动患肢。

二、普通外科

（1）甲状腺手术术后并发症有哪些？

术后呼吸困难及窒息。

喉返神经损伤。

喉上神经损伤。

手足抽搐。

甲状腺危象。

甲状腺功能低下。

乳糜瘘。

切口感染。

复发、转移。

(2)甲状腺手术后喉返神经损伤和喉上神经损伤临床表现。

喉返神经损伤:一侧喉返神经损伤可引起声音嘶哑,两侧喉返神经损伤会导致两侧声带麻痹,引起失声或严重地呼吸困难。

喉上神经损伤:外支损伤,会使环甲肌瘫痪,引起声带松弛、音调降低。内支损伤,则使喉部黏膜感觉丧失,容易发误咽和饮水呛咳。

(3)何谓癌?

恶性肿瘤来自上皮组织者称为癌。

(4)肿瘤的局部表现。

肿块、疼痛、溃疡、出血、梗阻、转移症状。

(5)肿瘤外科按其应用目的可将手术分为哪几类?

预防性手术、诊断性手术、根治性手术、姑息性手术、减瘤手术。

(6)何谓根治性手术?

根治性手术指手术切除了全部肿瘤组织及肿瘤可能累积的周围组织和区域淋巴结,以求达到彻底治愈的目的。

(7)姑息手术的目的?

减轻患者的癌负荷;解除患者的症状。

(8)肿瘤外科手术的基本原则是什么?

不切割原则、整块切除原则、无瘤技术原则。

(9)恶性肿瘤的扩散方式。

直接浸润扩散、淋巴转移、血行播散、腹腔种植。

(10)胃壁的分层。

由里向外为:黏膜层,黏膜下层,肌层,浆膜层。

胃分为贲门、胃底、胃体、胃窦、幽门。

(11)胃的腺体有五种细胞类型。

壁细胞:分泌盐酸和内因子。

黏液细胞,分泌黏液。

主细胞,分泌胃蛋白酶原。

内分泌细胞:G细胞分泌胃泌素,D细胞分泌生长抑素。

未分化细胞。

(12)胃角切迹。

是胃窦体部交界处的解剖标志,此处抗酸能力差,是胃溃疡好发部位。幽门窦切除时胃小弯切除线应达贲门下,才能切除干净。

(13)胃癌的好发部位。

胃窦、胃小弯、贲门、胃大弯和前壁。

(14)腹腔干的分支。

肝动脉、脾动脉、胃左动脉。

(15)胃的主要韧带。

胃膈韧带、肝胃韧带、胃脾韧带、胃结肠韧带、胃胰韧带。

(16)胃癌手术需要处理的血管。

胃网膜右动静脉,胃网膜左动静脉,胃右动静脉,胃冠状静脉,胃左动脉,胃短动静脉。

胃左动脉起自腹腔干,胃右动脉起自肝固有动脉或者胃十二指肠动脉。

胃网膜左动脉起自脾动脉末端,胃网膜右动脉起自胃十二指肠动脉。

胃短动脉起自脾动脉末端的分支。

胃后动脉是脾动脉分支,自胰腺上缘经胃膈韧带到达胃底部后壁。

左膈下动脉由腹主动脉分出沿胃膈韧带分布于胃底上部和贲门。

(17)胃癌的手术方式。

根治性/姑息性近端胃大部切除术。

根治性/姑息性远端胃大部切除术。

根治性全胃切除术。

胃空肠吻合术。

胃/空肠造瘘术。

大部分胃/全胃切除联合脏器切除。

剖腹探查术。

(18)胃癌的大体类型。

分为早期胃癌和进展期胃癌。早期胃癌是指病变仅侵及黏膜及黏膜下层,不论病灶大小,有无淋巴结转移。进展期胃癌又称中、晚期胃癌,指病变超过黏膜下层。

(19)胃癌的组织分型。

乳头状腺癌,管状腺癌,低分化腺癌,黏液腺癌,印戒细胞癌,未分化癌,特殊类型癌(类癌,腺鳞癌,鳞状细胞癌,小细胞癌等)。

(20)胃癌的转移途径。

直接浸润,穿透胃壁侵犯横结肠系膜、大网膜、胰、肝脏。或沿组织间隙蔓延,可达原发灶旁 6cm。

淋巴转移,是主要转移途径。

血行转移,晚期发生,以肝脏,肺脏为主。

(21)胃癌根治手术的切除范围。

包括胃的大部分(两端切缘应距肿瘤边缘 5cm 以上,尤其是近端必须超过 5cm)、全部大网膜和小网膜、胰腺部分被膜和横结肠系膜前叶。

(22)胃大部切除术吻合的方式。

毕氏Ⅰ式、毕氏Ⅱ式。

(23)胃大部切除术后并发症。

术后出血、十二指肠残端破裂、吻合口破裂或瘘、术后梗阻、倾倒综合征和低血糖综合征、残胃癌。

(24)近端胃癌手术入路。

开胸入路:单纯开胸经膈肌切口、左侧胸腹联合切口、上腹正中切口经左侧第七肋间开胸、颈胸腹三切口颈部食管胃吻合。

非开胸入路:单纯上腹部正中切口、开腹胸骨切开经纵隔切口。

(25)肠梗阻的分类。

按梗阻发生的病因分类：机械性肠梗阻、动力性肠梗阻、血运性肠梗阻。

按肠壁血运有无障碍分类：单纯性肠梗阻，绞窄性肠梗阻。

按梗阻部位分类：高位小肠(空肠)梗阻、低位小肠(回肠)梗阻、结肠梗阻。

按梗阻程度分类：完全性肠梗阻、不完全性肠梗阻。

(26)肠梗阻的症状。

腹痛、呕吐、腹胀、排气排便停止。

(27)直肠癌手术方式。

局部切除术、腹会阴联合直肠癌根治术(Miles)、经腹腔直肠癌根治术(Dixon)、经腹直肠癌切除、近端造口、远端封闭手术(Hartmann 手术)。

(28)骶前静脉丛出血的止血方法。

用手指将出血处压迫止血，了解最有效的压迫部位和加压方向后，即用一止血海绵加一纱布直接置于该处加压止血。大块的纱布垫填塞于盆腔反而起不到可靠的止血效果。

(29)结肠癌的大体分型。

肿块型：肿瘤向肠腔内生长，好发于右侧结肠，特别是盲肠。

浸润型：肿瘤沿肠壁浸润，容易引起肠腔狭窄和肠梗阻，多发于左侧结肠。

溃疡型：肿瘤向肠壁深层生长并向周围浸润，是结肠癌常见类型。

三、小儿外科

(1)判断小儿输液量是否合适的最好指标是尿量，如尿量小于 0.5～1mL/kg/h，应加快输液速度。

(2)不同年龄小儿血压正常值的推算公式。

收缩压＝80＋(年龄×2)mmHg；舒张压为收缩压的 2/3。

(3)小儿补液量应从小儿补液量应以补充累积损失量，继续损失量和供给生理需要量三个方面考虑。

(4)小儿输液注意事项。

在配药及穿刺过程中，严格按无菌技术操作规程操作。

穿刺时从静脉一端开始穿刺，逆行顺行均可，而不应从血管中段开始穿刺，以防穿刺失败，形成皮下淤血，致整段血管模糊不清，无法再穿刺。

固定胶布要牢固，固定时针头不能漂浮在皮肤上，以致针头移位，穿出血管，造成局部肿胀。

严格控制输液速度，必要时采用微量泵输入液体。

(5)小儿导尿的注意事项。

严格执行无菌技术操作防止感染。

选择光滑、韧度粗细适宜且管腔通畅的导尿管，插管时动作轻柔，以免损伤尿道黏膜。

准确观察、记录引流尿液的颜色及尿量。

为女患儿导尿时分清尿道口及阴道口，以免误插。

对包皮口、尿道口窄小的男患儿可先用注射器将 5mL 润滑油经包皮口、尿道口注入后试插尿管，不进时可更换更小号导尿管，还不进则用止血钳扩张后再插管。

(6)小儿手术体位摆放注意的问题。

小儿的体位最难以安置又最不易保持，要想使手术顺利进行，必须根据小儿的特点，将患儿妥善固定。如采用特制手术架，或用固定带固定，既保证患儿静脉输液通畅，又不易因躁动污染手术部位。

安置体位时应做到动作轻柔，四肢要用棉垫包裹，枕部及易受压的部位以棉垫或棉圈垫好，固定要安全牢固。

小儿的特点是皮肤娇嫩、肺泡发育不成熟，呼吸运动弱等，患儿取侧俯卧时，必须注意避免胸部受压而影响呼吸。小儿手术时应做到细心观察，随时检查，以保证患儿术中安全，无意外发生。

（7）小儿手术使用电刀应注意的问题。

选择合适的一次性电刀极板，以保证极板与皮肤紧密接触。

将极板贴于患儿肌肉丰富的部位如臀部、大腿等，并保持皮肤清洁干燥，防止消毒液浸湿。

使用电刀时应注意根据患儿大小及手术部位选择合适功率。

术后取下电刀极板时应一手拉紧皮肤，一手将极板轻轻揭下，防止撕伤患儿皮肤。

小儿肢体末端精细手术时尽量选择双极电凝，防止单极电烧伤。

（8）小儿先天性疝气与鞘膜积液的最主要鉴别方法为：鞘膜积液的透光实验是阳性。

（9）先天性气管食管瘘共分为 5 个类型，其中Ⅲb 型最常见，即食管上段为盲管，下段与气管相通，两段间的距离不到 1cm。手术体位采取左侧卧位，开右胸。

（10）小儿食道裂孔疝分为滑动型、食管旁型、混合型、巨大型 4 种类型，腹腔镜下胃底折叠术（laparoscopic fundoplication，LF）已经成为治疗先天性食道裂孔疝的标准术式。

（11）先天性膈疝按其发生部位可分为：胸腹裂孔疝，食管裂孔疝和胸骨后疝三种。

（12）先天性胆总管囊肿三大基本症状是：间歇性上腹痛、上腹部肿块，黄疸。

（13）先天性胆总管囊肿的临床表现三联征是腹痛、腹部包块和黄疸。囊肿切除、胆道重建术是标准术式，目前我们采用的是腹腔镜下胆总管囊肿切除＋肝管空肠 Roux-y 吻合术。

（14）先天性胆总管囊肿手术方式：囊肿切除胆道重置术、囊肿十二指肠吻合术、外引流术。

（15）隐睾也称睾丸下降不全，是指睾丸未能按正常发育过程从腹膜后下降到阴囊底部。

（16）隐睾分类：隐睾可分为假性隐睾及真性隐睾两种。假性隐睾是指阴囊内摸不到睾丸，但阴囊上方或腹股沟部可摸到睾丸；真性隐睾指的是高位隐睾常位于腹腔内。

（17）隐睾的手术方式

睾丸固定术。

睾丸自体移植。

睾丸切除术。

（18）小儿先天性隐睾可以分为 4 类：①腹腔内睾丸；②腹股沟管内睾丸；③异位睾丸；④回缩睾丸。

（19）先天性肛门畸形手术后最常见的并发症为肛门失禁。

（20）先天性肛门闭锁可以根据直肠盲端与会阴皮肤的距离将其分为 3 种类型：1.1cm 以内为低位肛门闭锁；1.1cm～1.8cm 为中位；1.8cm 以上为高位。低位一般行会阴肛门成形术，中高位则行腹腔镜下肛门闭锁成形术。术后插入的肛管必须留有标识，做好交接，防止插入过深损伤肠管。

（21）先天性肛门闭锁成形手术体位：截石位，臀部用 10cm 左右垫子垫高。

（22）先天性巨结肠根据神经细胞缺乏的长度范围在临床上分哪几型？

短段性巨结肠病:指无神经细胞部分在乙状结肠以下者。

长段型巨结肠病:指无神经细胞部分在乙状结肠以上波及近端者。长段型又分全结肠型及广泛型。

(23)婴儿巨结肠最突出的体征是:婴儿巨结肠最突出的体征是腹胀。

(24)先天性小儿巨结肠根治术手术注意事项。

备好吸引器,以防梗阻严重者误吸。

选择合适的高凝电刀极板,粘贴完全,避免消毒液浸湿。

注意患儿保温,以防术中低体温,但注意切勿烫伤患儿。

患儿皮肤娇嫩,摆放体位时动作要轻柔,妥善固定患儿,以免损伤皮肤,患儿双腿避免过分牵拉。

(25)先天性巨结肠的发病机制是远端肠管神经节细胞缺如或功能异常,诊断的金标准为活体组织病理检查未找到神经节细胞。可分为超短段型、短段型、常见型、长段型、全结肠型、全肠型。

(26)原发性肠套叠的主要症状是阵发性腹痛、呕吐、血便(果酱样)、腹部包块。肠套叠多为近端肠管套入远端肠腔内,最常见的类型为回盲型。空气(钡剂)灌肠复位术是治疗肠套叠的首选方法。

(27)先天性肥厚性幽门狭窄最主要的症状是呕吐,其特有体征是右上腹部触到橄榄样肿块。手术方式为腹腔镜下幽门环肌切开术。

(28)小儿先天性尿路梗阻分为上尿路梗阻和下尿路梗阻,输尿管口以上为上尿路梗阻,其最常见的为肾盂输尿管连接部狭窄,易导致肾积水,一般手术治疗为切除狭窄段、吻合成形术,并且常规留置双J管。

(29)小儿尿道下裂的临床分型有哪几种?

小儿尿道下裂的临床分型有冠状沟型、阴茎体型、阴茎阴囊型、会阴型。

尿道下裂手术包括以下5个方面:①伸直阴茎;②尿道成形;③尿道口及阴茎头成形;④阴囊成形;⑤阴茎的皮肤覆盖,并发症为尿瘘、尿道狭窄、尿道假性憩室、皮瓣坏死或裂开。

(30)患儿男,9个月,无任何明显诱因而突然发生间断性哭闹不安2h,面色苍白、屈腿,排出果酱样血便两次,大便无臭味。呕吐两次,呕吐物为奶块,伴有食物。家属遂将患儿紧急送到医院,查体:T 37℃,P90次/min,神志尚清,皮肤苍白、少松弛,右侧腹部可扪及腊肠样肿块,光滑而不太硬,略带弹性,可稍活动,有压痛。肠鸣音亢进。辅助检查:X线检查肠梗阻征象。B超检查显示腹部包块。

该患儿最有可能患有哪种疾病:肠套叠。

患儿首选的治疗方法:空气或钡灌肠。

哪种情况下患儿需手术治疗?肠套叠时间超过48~72h者,病情严重疑有肠坏死者,小肠型肠套叠者。

常见的手术方式有:手法复位术、肠切除、肠管吻合术、肠外置或肠造口术、腹腔镜下肠套叠松解术。

手术配合关注点:①接到手术通知的同时,通知麻醉师做好术前准备;②立即接患儿入手术室,尽量缩短患儿手术等待时间,以免肠坏死;③做好充分的术前准备;④术中加强患儿的保暖措施;⑤妥善固定患儿,保证皮肤的完整;⑥严格使用电刀,对小于3kg患儿建议医生术中使用双极。

(31)患儿，男，年龄1天，3165g，胎龄38周，于5h前因"胎盘早剥、胎膜早破2h"剖宫产，胎盘无异常，产时羊水清。生后Aglar评分1分钟评9分，肤色减1分，5分钟评10分。患儿生后喂养困难，口腔分泌物多，喂奶后可见奶液自鼻孔中溢出，胃管置入困难，无呼吸困难、呼吸急促，无呻吟，未排胎便，已排尿。影像所见：经导管注入对比剂，食管上段显影，局部呈盲端，对比剂未进入远端消化道，部分对比剂反流入口腔内，消化道内可见较多气体密度。

该患儿的诊断是什么？

食管闭锁伴有气管食管瘘（Ⅲ型）。

所实施的手术方式是什么？

食管气管瘘修补＋食管成形术。

术中关注点是什么？

术前：此类患儿采用高坡卧位或侧卧位，头部偏向一侧，床头垫起30以预防胃反流，造成吸入性肺炎，备好吸引器，随时观察口唇及面色，必要时给氧。手术体位采取左侧卧位，开右胸。

术中：①术中密切配合手术，监测生命体征，发现病情变化及时通知麻醉师处理。新生儿胸腔空间小，组织脆嫩，技术要求高；②手术体位需要充分暴露手术野，同时做好约束固定及皮肤管理，妥善固定各种导线；③配合麻醉师做好液体管理，准确控制液体速度（静脉泵或微量泵）；④术前需要导尿，及时观察尿量及出血量，为医师诊断提供依据；⑤术中备两套吸引器，以备随时吸痰；⑥严格执行无菌操作，防止术后发生感染；⑦做好患儿的保暖工作。新生儿尤其是早产儿体温调节中枢发育未成熟，围术期保暖十分重要；⑧术中和麻醉师、手术医师密切配合插胃管（寻找盲端时，食管吻合一半时），做好标记，妥善固定，术中接触胃管的器械均应碘伏水消毒。

术后：①头部应严格制动，尤其转运过程中，翻身应轴翻；②30～60分钟抽吸胃液一次，吸痰插管不宜过深（小于7～8cm）否则易损伤吻合口而引起吻合口瘘；③妥善固定胸腔闭式引流管并保持负压，防止脱落，观察水柱波动，引流液的颜色及引流量。

四、肝胆外科

(1)肝脏的主要功能。

肝具有分泌胆汁、代谢功能、凝血功能、解毒功能、吞噬和免疫作用。

(2)肝叶切除手术需处理哪些韧带？

肝圆韧带、镰状韧带、冠状韧带和左右三角韧带、肝肾韧带、肝结肠韧带。

(3)原发性肝癌有较高特异性诊断的是什么？

甲胎蛋白。

(4)门静脉压力。

正常门静脉压力为13～24cm水柱。

(5)门静脉系统和腔静脉之间的四个交通支。

胃底、食道下端交通支；直肠下端、肛管交通支；腹壁交通支；腹膜后交通支。

(6)门静脉由哪几条静脉汇流而成？

由肠系膜上、下静脉和脾静脉汇合而成。

(7)门脉高压症临床表现。

脾大、交通支扩张、腹腔积液。

(8)门静脉高压症分流术方法。

门腔静脉分流术、肠系膜上静脉与下腔静脉分流术、脾肾静脉分流术、脾腔静脉分流术。

(9)胆囊三角是什么?

胆囊管、肝总管及肝下缘所形成的三角(Calot 三角)。

(10)胆囊位于右季肋区。

肝的下方胆囊窝内。呈长梨形,分为胆囊底、胆囊体、胆囊颈、胆囊管四部。主要功能:是人体重要消化器官,暂时储存和浓缩胆汁。

(11)术中解剖、游离胆囊三角的意义何在?

胆囊三角是胆囊手术中寻找胆囊动脉的标志,因胆囊动脉一般在此三角内通过。

(12)胆道的组成。

胆道分肝内和肝外两部分:

肝内胆道:肝内左右胆管、肝叶胆管、肝段胆管。

肝外胆道:肝外左右胆管、肝总管、胆囊、胆囊管、胆总管。

(13)胰腺的解剖位置。

位于腹膜后,相当于第 1～2 腰椎水平。胰的前面隔网膜囊与胃相邻,后方有下腔静脉、胆总管、肝门静脉和腹主动脉等重要结构。其右端被十二指肠环抱,左端抵达脾门。

(14)胰腺疾病与胆道疾病互相关联的解剖基础是什么?

胆总管与胰腺导管均开口于十二指肠内侧壁。

(15)胰腺癌常好发于什么部位?

胰腺癌常好发于胰头部,约占胰腺癌的 70%～80%。

(16)胰头癌根治术手术切除范围。

部分胃、十二指肠、胰头、胆总管下端及少许空肠。

(17)胰岛细胞瘤切除术中暂不补糖的原因。

胰岛细胞瘤患者主要症状表现为低血糖。为了判断肿瘤摘除干净与否,先输生理盐水或林格氏液,暂不补糖。切除肿瘤前后分别查血糖,切除后如果血糖高了。说明肿瘤切除干净。

(18)Whipple 三联征是什么?

自发性周期性发作低血糖症状、昏迷及其精神神经症状,每天空腹或劳动后发作者。

发作时血糖低于 2.78mmol/L。

口服或静脉注射葡萄糖后,症状可立即消失。

(19)胰头癌根治手术的吻合方式。

空肠胰腺端端吻合,胆总管空肠端侧吻合,空肠胃端端吻合,空肠空肠侧侧吻合。

(20)脾脏的位置。

脾脏位于左上腹部,胃的后方,膈的下方。

(21)腹腔干的分支包括:胃左动脉、脾动脉、肝总动脉。

(22)脾脏的功能。

造血、储血、滤血、免疫。

(23)脾脏的韧带。

胃脾韧带、脾肾韧带、膈脾韧带和脾结肠韧带。

(24)贲门周围血管离断术的全脾切除术体位及切口选择。

仰卧位,左腰背部垫高。若改用胸腹联合切口,取右半侧卧40°。左肋缘下斜切口最常用,巨脾者可用左上腹"L"形切口。

(25)脾切除术中如何测量门静脉压力?

测压管接输液器针头,取大网膜静脉穿刺,如压力大于24cm水柱则为门静脉高压。

(26)肝叶切除手术配合注意事项。

熟悉手术步骤,术前备齐用物。

保证静脉通路通畅,必要时协助麻醉师进行中心静脉穿刺和桡动脉穿刺。

术前根据医嘱为患者持续导尿,术中观察尿量。

每次阻断肝门时间不能超过20分钟,由麻醉师和巡回护士协助医生计时,再次阻断须间隔至少5分钟。

术中严密观察出血情况,根据情况及时输液和输血。

关腹前后仔细清点物品。

伴有黄疸的患者皮肤干燥、瘙痒,应注意皮肤的保护,固定肢体时应加衬垫,避免皮肤与托手板,漆布等直接接触。

(27)肝胆外科手术为预防大出血巡回护士应做好哪些准备?

选择较粗大的静脉穿刺,必要时协助麻醉师进行中心静脉穿刺和桡动脉穿刺。

术前根据医嘱为患者持续导尿,术中观察尿量。

备好止血材料。

保持吸引器通畅。必要时备双套吸引器。

及时备血,输血。

备好血管阻断钳及滑线。

备好抢救药品,例如:升压药、止血药等。

(28)夜间值班时突然接到肝胆外科通知外伤性肝破裂失血性休克患者,巡回护士、洗手护士都应做好哪些术前准备及配合?

巡回护士术前准备及配合。

术前接到病房电话通知时,立即问清患者一般情况,有无复合外伤,以及特殊准备,迅速接患者入手术室,同时通知麻醉师,尽快做好准备。

患者入手术室后,迅速建立两条静脉通路,准备双套吸引器,协助麻醉师准备好自体血回输用物。

准备好充足的液体,以备术中大量补液,根据医嘱迅速通知血库备好血制品。

将抢救车推至手术间,以备随时抢救患者。

备好电刀,以及各种止血材料等。

协助麻醉师麻醉,遵医嘱为患者行导尿术。妥善固定各种导管。

认真清点各种用物,以最快速度协助手术医师上台。

同时密切观察病情,做好抢救准备。做好自体血回输的准备工作及按照操作规程进行输血。

手术结束后轻抬患者以免出现再损伤,妥善固定各种引流导管,认真交接。

洗手护士术前准备及配合。

立即准备好手术所需用物,器械敷料准备(肝脾器械、上腹部拉钩、剖腹敷料,基础包、手术衣、大盆、持物钳等)。

一次性用物准备:各种丝线,血管缝线,大小纱布垫,纱布、手套、吸引器、电刀、脑科护皮膜、敷贴、橡胶引流管、止血材料、尿包、尿管等。

迅速铺好无菌台,并协助巡回护士准备好各种用物,如电刀,吸引器等。

协助巡回护士准备好抢救用物。

以最快速度刷手上台,整理好各种用物,与巡回护士认真清点手术用物。

密切观察病情,沉着冷静配合手术,术中如有病情变化及时通知巡回护士。

(29)腹腔镜下肝部分切除术关注点。

术前访视患者,了解手术方式,准备好所需物品。

严格执行无菌技术操作。术中保持切口周围整洁干燥,防止浸湿感染。

严格无瘤技术,防止发生腔镜切口种植性转移。

做好物品清点的管理,特别注意阻断带检查完整性。

术中电刀功率使用较大,应注意铅板与加温设施切勿重叠,以免引起烫伤。

术中注意观察患者出入量,备好中转开腹或止血的用物。

正确安装缝合器,并检查功能,用后检查完整性。

术中患者固定牢固舒适,防止患者摔伤以及压疮的发生。

根据患者病情调节气腹压力一般为 12～14mmHg,手术结束后应排尽体内残留的 CO_2 气体。

肝血流阻断期间,巡回护士绝对不能离开手术间,要密切观察手术进展,及时提供所需物品,做好输血输液的准备工作。

术中做好患者保暖,防止术中低体温。

肝门阻断时间 15～20min,再次阻断须间隔至少 5min。

确认标本及固定情况。

(30)腹腔镜下胰腺导管对空肠的吻合方式。

在空肠与胰腺导管相对应位置打开直径相当的切口。

胰管后壁与空肠吻合(5-0 Prolene 或 5-0 PDSII),固定胰管支撑管。

将支撑管放入空肠后,胰管上壁、前壁、下壁与空肠吻合。

胰腺残端与空肠用(4-0 Prolene)吻合。

(31)腹腔镜胰十二指肠切除术(LPD)巡回护士注意事项。

术前与患者进行良好沟通,减轻患者恐惧心理。

手术大出血可能性大,巡回护士应留置绿色套管针。

手术时间多在 6h 以上,保护好患者皮肤,受压处可贴压疮贴防护。

长时间的手术,大量输液,和麻醉影响,均可导致患者术中体温降低,应予患者保暖,预防术中低体温(难点)。

应备两个有效吸引器。

手术患者术前各项管路(PTCD、胃管、营养管)妥善固定,防止脱出。

关注手术进程,术中配合医生调整胃管及营养管。

及时提供用物,做好清点、记录工作。

(32)LPD 洗手护士注意事项。

术前做好手术器械准备,并分类放置,熟悉特殊器械的用法及功能。

切除的病理组织及时确认,并分开放置,及时装入标本袋。

术中需用缝线时与医生及时沟通询问所需线的长短提前准备。

缝针进出 Trocar 时,需着重关注,严防丢失。

注意阻断带的清点、记录。

术中随时擦拭超声刀,保持刀头清洁。

及时收走台上暂不用的器械,保证手术野器械规范放置。

(33)肝门所包含的组织。

第一肝门:在肝脏的脏面,呈"H"形的沟,是门静脉、肝总管、肝动脉出入肝脏的位置,称为第一肝门。

第二肝门:第二肝门是肝左、中、右静脉出肝后即注入下腔静脉的位置。

第三肝门:第三肝门是肝的后面肝短静脉汇入腔静脉的位置。

五、心脏外科

(1)何为体外循环?

体外循环是指利用一种特殊装置暂时代替人的心脏和肺脏工作,进行血液循环及气体交换的技术。其基本装置包括血泵、氧合器、变温器、贮血室和滤过器五部分。

(2)体外循环中常用的氧合器有哪几种?

鼓泡式氧合器。

膜式氧合器。

(3)什么叫缺血-再灌注损伤?其影响因素有哪些?

缺血后疏通血管或再造血管使组织得到血液的再灌注,在一定条件下,这种再灌注反而加重组织、器官的功能障碍和结构损伤。这种现象称为缺血-再灌注损伤。影响缺血-再灌注损伤的因素有:缺血时间的长短,侧支循环,缺血组织对氧的需求程度、电解质浓度。

(4)有胸部外伤史患者出现 Beck 三联征时通常提示何种情形?可用何种简单易行的方式诊断?

急性心脏压塞。心包穿刺既是诊断又是治疗的方法。

(5)心脏电复律的并发症。

低血压。

心肌损伤。

皮肤灼伤。

心律失常。

肺血管和周围血管栓塞。

(6)何谓冷沉淀?其主要成分有哪些?

冷沉淀是将新鲜冰冻血浆置 4℃ 条件下融化,待其融化至尚剩少量冰碴时取出,重离心,移除上层血浆,剩下不易溶解的白色沉淀物即为冷沉淀。冷沉淀与最后剩下的少量血浆(25mL 左右)即可至 -30℃ 冰冻,有效期从采血之日起为 1 年。

冷沉淀含有 5 种主要成分:丰富的因子Ⅷ,纤维蛋白原,血管性血友病因子(vWF),纤维结合蛋白以及因子ⅩⅢ。

（7）输注冷沉淀的注意事项。

融化后冷沉淀不仅要尽快输用，而且要用输血器以患者可耐受的最快速度输入。

因故未能及时使用的冷沉淀不宜在室温下放置过久，不宜放4℃冰箱，也不宜再冰冻，因为因子Ⅷ最不稳定，很容易丧失活性。

融化后的冷沉淀可以一袋一袋的由静脉推注，可在注射器内加入少量枸橼酸钠溶液，以免注射时发生凝集而堵塞针头；还可将数袋冷沉淀逐一汇总，并通过冷沉淀袋的出口部位加入少量生理盐水（10～15mL）加以稀释滴注。

（8）低血钾容易导致心律失常的原因。

由于低血钾时心肌兴奋性升高，自律性升高而传导性降低，故容易形成兴奋折返，诱发心律失常。

（9）高钾血症的处理。

停用一切含钾的药物或者溶液。

降低血钾浓度。主要办法有：①促使钾进入细胞内，如输注碳酸氢钠溶液、输注葡萄糖和胰岛素溶液等；②应用阳离子交换树脂；③透析疗法。

预防心律失常。静脉注射10％葡萄糖酸钙等。

（10）心跳呼吸骤停的临床表现。

突然意识丧失或全身抽搐。

大动脉（颈、股动脉）搏动消失，血压测不出。

心跳停止，心音消失。

呼吸不规则、缓慢以致停止并伴发绀。

瞳孔散大。

皮肤苍白或发绀。

（11）心跳呼吸骤停的心电图类型。

心—电机械分离。

室性心动过速。

心室颤动。

心室停搏。

（12）胸外心脏按压有效的指征。

瞳孔缩小。

颈动脉搏动出现。

收缩压在8kPa以上。

自主呼吸恢复。

口唇红润。

（13）常见先心病的典型杂音。

PDA：胸骨左缘第二肋间处有连续性机器样杂音。

房缺：胸骨左缘第二肋间收缩期杂音，肺动脉瓣区第二音亢进。

室缺：胸骨左缘第三、四肋间有粗糙的收缩期杂音，肺动脉瓣区第二音亢进。

肺动脉瓣狭窄：胸骨左缘第二肋间处有粗糙的收缩期杂音，肺动脉瓣区第二心音减弱或消失。

（14）急性心脏压塞的三个典型征象（Beck 三联征）。

静脉压升高、动脉压下降、心音遥远。

（15）法洛氏四联症的病理改变。

右室流出道狭窄、右心室肥大、室间隔缺损和主动脉骑跨。

（16）何谓冠状动脉搭桥术？

冠状动脉搭桥术是取一段自身的正常血管，吻合在升主动脉和冠状动脉狭窄病变远端之间。主动脉的血液可以通过移植血管（桥血管）顺利到达冠状动脉狭窄病变远端，恢复缺血心肌的正常供血，达到解除心绞痛、改善生活质量、防止严重并发症的目的。

（17）简述冠状动脉的分支。

由主动脉根部发出右冠状动脉和左冠状动脉主干；左冠状动脉主干又分为前降支和回旋支。

（18）冠状动脉搭桥术中常用的血管桥材料的选择有哪些？

冠状动脉搭桥术中常用的血管桥有乳内动脉、桡动脉、大隐静脉、小隐静脉、胃网膜动脉、腹壁下动脉等。一般来说，动脉血管桥的远期通畅率要高于静脉桥的远期通畅率。

（19）冠心病的三大治疗措施。

药物治疗、介入治疗、冠脉旁路移植手术治疗。

（20）主动脉球囊反搏的并发症。

血管并发症：①下肢动脉栓塞；②出血。

感染。

球囊破裂。

（21）大血管手术中需要头低脚高位的三个关键手术环节。

深低温停循环时。

选择性脑灌注。

开放体外循环。

（22）大血管手术过程中室温的调节。

当行深低温体外循环时，室温降至 18℃。

当复温时调节室温至 26℃。

停机后将室温调节到 22～24℃。

（23）人工瓣膜的分类。

人工瓣膜根据使用材料而分为两大类：一类是全部用人造材料制成的称机械瓣；另一类是全部或部分用生物组织制成的称生物瓣。

（24）简述机械瓣膜的优缺点。

优点：易于消毒保存、植入心脏时易于外科操作，耐久性好，能达到正常工作 30 年以上。

缺点：有噪音，需终生抗凝。瓣膜一旦出现损坏或卡瓣，常来不及抢救。

（25）常见心脏手术的英文缩写。

房间隔缺损修补术，ASD 室间隔缺损修补术，VSD 二尖瓣置换术：MVR。

主动脉瓣置换术，AVR 三尖瓣成形术：TVP。

双瓣膜置换术，DVR 冠状动脉搭桥术：CABG。

（26）常用心脏补片的类型。

涤纶补片、毛毡片、牛心包补片、自体心包补片。

(27)室间隔缺损的分型。

根据室间隔缺损位置不同,室间隔缺损可分为以下四种分型:

室间隔膜部缺损,最常见。

干下型。

肌部室缺,可以同时存在几个缺损。

对位不良型。

(28)何为房室传导阻滞,常用的药物有哪些?

房室传导阻滞是指冲动在房室传导过程中受到阻滞。分为不完全性和完全性两类。前者包括一度和二度房室传导阻滞,后者又称三度房室传导阻滞,阻滞部位可在心房、房室结,希氏束及双束支。

常用的药物有阿托品、异丙肾上腺素、麻黄素等。

(29)洋地黄类药物的药理作用并列举出三个以上此类药物。

洋地黄类药物可加强心肌收缩力,减慢心率,增加心排出量,从而改善各器官的血流灌注,改善心功能不全患者的血流动力学变化。举例:地高辛、洋地黄毒苷、毛花苷 C、毒毛花苷 K 等。

(30)洋地黄的毒副作用。

洋地黄的治疗量与中毒量很接近。

胃肠道反应:恶心、呕吐、食欲缺乏等。

神经系统反应:头痛、头晕、视觉改变等。

心脏方面反应:为引发的各种心律失常,多见室性期前收缩(甚至二联律)、室上性心动过速伴房室传导阻滞、交界区心律、房室传导阻滞等。

洋地黄过敏:很少见。

(31)心脏手术微泵配置注意事项。

微泵配置时应严格无菌操作,保证药液剂量准确无误。

配完后需用输液贴在注射器上注明患者姓名、床号、添加药物名称、剂量,需双人核对。

在微量泵连接患者端的三通处,用输液贴标明泵入药物名称,以便准确确认药物路径。

配好的药物短时间内使用,最长不得超过 24h,硝普钠应 4～6h 更换,避光保存使用。

微泵专用针管一次性使用,严禁重复利用。

密切观察药物泵入过程中病情变化,及时调整泵入剂量。

使用双腔或三腔深静脉时,应尽量使升压药走一单独通路。

原则上不从血管活性药通路静推药物或快速滴入液体,防止血压、心率出现波动。

(32)常用血管活性药物的配置公式:(微泵使用)?

多巴胺、多巴酚丁胺的配置按体重(kg)×3 的公式,配后浓度为 $1\mu g/kg/min$。

硝酸甘油、硝普钠、米力农的配置按体重(kg)×0.3 的公式,配后浓度为 $0.1\mu g/kg/min$ 肾上腺素、去甲肾上腺素、异丙肾上腺素的配置按体重(kg)×0.03 的公式,配后浓度为 $0.01\mu g/kg/min$。

(33)中心静脉压的定义及正常值。

中心静脉压(CVP)是上、下腔静脉进入右心房处的压力,通过上、下腔静脉或右心房内置管测得,它反映右房压,是临床观察血流动力学的主要指标之一。正常值为 0.49～1.18Kpa

（5～12cmH$_2$O）。

(34)中心静脉压与血压监测的临床意义。

中心静脉压高,血压低:心功能不全或血容量相对过多。

中心静脉压高,血压正常:容量血管过度收缩。

中心静脉压正常,血压低:心功能不全或血容量不足。

中心静脉压低,血压正常:血容量不足代偿期。

中心静脉压低,血压低:血容量严重不足失代偿期。

(35)心脏手术中留置尿管的护理。

妥善固定好尿管及引流瓶,防止滑脱。

详细记录尿量,观察颜色、性状。

保持尿管引流通畅,防止受压、打折。

发现有异常立即通知体外循环师或麻醉师。

(36)夜班值班时通知心脏外伤手术时应做好哪些准备工作?

器械敷料:体外底包、成人体外器械、体外零件、盆、体外单、基础敷料 2 个、体外电锯(备用)、体外盖布、侧开胸零件(如需侧开胸时)除颤线、除颤板、手术衣。

一次性用物:手套、无损伤线(2/0、3/0)、体外补片(体外毡片)、4/0 滑线、可吸收线(1#、3/0)、骨蜡、碘膜、8 号小尿管、敷贴、液状石蜡棉球、开胸针、2/0、0#、10#线、20mL 针管、26#抗负压引流管、30#胸腔引流管、钢丝、胸腔闭式引流瓶。

液体类:平衡液、生理盐水、碳酸氢钠溶液。

药物类:肝素、鱼精蛋白、多巴胺、多巴酚丁胺。

其他:抢救车、电刀、双套吸引器、加压输液袋、除颤仪、摆放侧卧位用体位垫等。

(37)心脏外伤手术配合时应注意哪些问题?

接到通知心脏外伤手术的电话后应立即通知麻醉师一起接患者。

急诊科直接送至手术室时应快速做好准备工作,分秒必争开始手术。

组织所有人员参与抢救工作,抢救者要做到沉着冷静、忙而不乱。

洗手护士迅速备齐用物、刷手上台,与巡回护士认真清点所有器械、敷料,确保数目清点正确。

巡回护士备好液体、抢救药物、双套吸引器等用物,与血库联系尽快备血。

患者进入手术室后立即建立两条以上通畅的静脉通路,人员充足时可安排一人专门负责输血、输液,做好查对工作。

留置尿管以随时观察尿量及性质。

手术开始后,及时供给台上所需的一切物品并做好登记。

根据医嘱给药或配置微泵,抢救过程中给予的一切药物应保留安瓿,以备术后核对。

手术结束后认真清点器械、敷料,确认无误后,方可与手术医师、麻醉师、手术室护士共同将患者送至 ICU。

六、神经外科

(1)额顶枕区的头皮分为哪几层?

额顶枕区的头皮分为皮肤、皮下组织、帽状腱膜、腱膜下层、骨膜 5 层。

(2)颞区的头皮分为哪几层?

颞区的头皮分为皮肤、皮下组织、颞浅筋膜、颞深筋膜、颞肌、骨膜6层。

（3）脑颅（8块）由额骨（1块）、顶骨（2块）、枕骨（1块）、颞骨（2块）、蝶骨（1块）、筛骨（1块），共同围成颅腔。

（4）面颅（15块）由鼻骨（2块）、泪骨（2块）、颧骨（2块）、上颌骨（2块）、下鼻甲（2块）、腭骨（2块）、下颌骨（1块）、犁骨（1块）、舌骨（1块），围成眶腔，口腔和鼻腔。

（5）颅底的内面蝶骨嵴和岩骨嵴将颅底分成三个呈阶梯状的颅窝，按其位置分别称为什么？
颅前窝、颅中窝、颅后窝。

（6）脑膜分为软脑膜、蛛网膜、硬脑膜三层，对中枢神经系统具有保护和支持作用。最内的为软脑膜，贴附在神经组织表面并延伸至脑沟、叶及内褶。蛛网膜薄而透明，位于软脑膜外，亦延伸至神经沟和褶。蛛网膜下隙内流动的脑脊液，对大脑提供浮力缓冲而保护大脑。动脉和静脉通过蛛网膜下隙进出中枢神经系统，大脑动脉瘤的破裂可引起蛛网膜下隙出血。硬膜为坚硬的外膜，贴近内面的蛛网膜，在某些区域分成两层形成静脉窦，为静脉血引流的通道。

（7）脑由什么组成？脑干包括什么？
脑由大脑、间脑、脑干和小脑组成。脑干包括中脑、脑桥、延髓。间脑位于中脑之上，尾状核和内囊的内侧。间脑一般被分成丘脑（背侧丘脑）、后丘脑、上丘脑、底丘脑和下丘脑五个部分。

（8）基底节又叫基底核，是埋藏在两侧大脑半球深部的一些灰质团块，它主要包括尾状核、豆状核（壳核和苍白球）、屏状核以及杏仁复合体。

（9）垂体：色灰红，呈椭圆形，$1×1.5×0.5$，重约0.5g，是身体内最复杂内分泌腺，位于颅中窝蝶骨体上面的垂体窝内。垂体被称为人体内分泌腺之首，分前叶和后叶两部分。它分泌多种激素，如生长激素、促甲状腺激素、促肾上腺皮质激素、促性腺素、催产素、催乳素、黑色细胞雌激素等，还能够贮藏下丘脑分泌的抗利尿激素。

（10）垂体瘤是一组从垂体前叶和后叶及颅咽管上皮残余细胞发生的肿瘤。临床表现为头痛、视力下降、视野缺损、闭经、不孕、性欲减退、阳痿、肢端肥大等。显微镜下经鼻蝶窦入路成为目前垂体瘤手术的首选入路。

（11）脑神经是从脑发出左右成对的神经。共12对。依次为嗅神经、视神经、动眼神经、滑车神经、三叉神经、展神经、面神经、前庭耳蜗神经、舌咽神经、迷走神经、副神经和舌下神经。

（12）三叉神经为混合神经，是第5对脑神经，也是面部最粗大的神经，含有一般躯体感觉和特殊内脏运动两种纤维。支配脸部、口腔、鼻腔的感觉和咀嚼肌的运动，并将头部的感觉讯息传送至大脑。三叉神经由眼支、上颌支和下颌支汇合而成，分别支配眼裂以上、眼裂和口裂之间、口裂以下的感觉和咀嚼肌收缩。

（13）压迫三叉神经产生疼痛的血管称为责任血管，责任血管可以是一支也可以是多支，既可以是动脉，也可以是静脉，常见的责任血管，有小脑上动脉、小脑前下动脉、基底动脉，小脑上动脉，占全部责任血管的75%。

（14）脑内动脉瘤：为颅内动脉壁上的异常囊性膨出，由于瘤壁很薄，在血流的冲击或血压骤然升高的情况下容易突然破裂，引起自发性蛛网膜下隙出血、脑实质内血肿和（或）脑室出血而危及生命，在脑血管意外中，仅次于脑血栓和高血压脑出血。

（15）大脑动脉环（Willis环）组成前交通动脉、双侧大脑前动脉、颈内动脉分叉部、双侧后交通动脉、双侧大脑后动脉、基底动脉顶端。

(16)脑脊液日正常分泌量。脑脊液日正常分泌量为 400～500mL,每小时约 20mL。

(17)脑脓肿可分为脑脓肿可分为耳源性、血源性、外源性、鼻源性、隐源性。

(18)颅内压增高的常见病因:颅内肿瘤、脑寄生虫病、颅脑损伤。

(19)颅内压增高三主征:头痛、呕吐、视神经盘水肿。

(20)颅内压增高的主要治疗方法:病因治疗、脱水治疗、控制水与钠的摄入量。

(21)颅神经微血管减压术:三叉神经痛,面肌痉挛和舌咽神经痛是一类由于颅神经根在出入颅内脑干段受到血管压迫引起的病患,微血管减压手术(MVD)是目前唯一针对病因并保存神经功能的治疗手段。

(22)神经导航又称为"大脑的 GPS",将薄层扫描的 CT 或 MR 进行三维重建,将重建的模型与患者进行匹配,能显著提高手术的精确性,精确的定位病灶的位置与范围,同时能清晰的提示病灶边界与切除情况,具有病灶切除率高、手术时间短、减少手术出血与减少并发症等优点。

(23)烟雾病(MMD)又称脑底异常血管网,是一组以双侧颈内动脉末端及其大分支血管进行性狭窄或闭塞,且在颅底伴有异常新生血管网形成特点的闭塞性疾病。脑血管造影时显示脑底部由于毛细血管异常增生而呈现一片模糊的网状阴影,如吸烟时喷出的一股烟雾,故名烟雾病。

(24)脑疝:正常颅腔内某一分腔有占位性病变时,该分腔的压力比邻近分腔的压力高,脑组织从高压区向低压区移位,被挤到附近的生理孔道或非生理孔道,使部分脑组织、神经及血管受压,脑脊液循环发生障碍而产生相应的症状群,称为脑疝。

(25)脑疝分期:脑疝前驱期、脑疝代偿期、脑疝衰竭期。

(26)典型脑动脉畸形由供血动脉、畸形血管团和引流静脉组成。

(27)脑动静脉畸形的主要症状:出血、头痛、癫痫。

(28)烟雾病常见的外科手术方式包括直接血管吻合和间接血管吻合。

(29)癫痫持续状态为癫痫频繁发作,间歇期仍意识不清或一次癫痫发作持续时间超过 30min 以上。

(30)癫痫的临床发作表现分型为大发作、小发作、局限性发作及精神运动性发作。

(31)癫痫大发作的急救?

使患者平卧,松开衣领、腰带等,头偏向一侧。

若有假牙,及时取下,以免误吸。

将手绢卷成卷或缠有手绢的压板放于上、下磨牙间,以防舌咬伤。

勿用力按压患者肢体,以免造成伤害。

昏睡的患者,应减少搬动,适当休息,给予吸氧。

已摔倒的患者,检查外伤情况,及时处理。

首发癫痫时,拨打 120 急救,入院详细检查。

小儿惊厥,多由高热引起,尽早降温,去医院诊治。

(32)垂体瘤手术方式分开颅和经蝶两种。

(33)颅内常见转移癌的原发病有肺癌、黑色素瘤、泌尿生殖系肿瘤、消化道肿瘤。

(34)三叉神经痛的首选手术方法为三叉神经根显微血管减压术。

(35)颅内血肿分为硬脑膜外血肿、硬脑膜下血肿和脑内血肿。

(36)急性硬脑膜外血肿的典型意识改变是昏迷有中间清醒期。

(37)高血压脑出血最好发部位为基底节。

(38)脑内镜的使用注意事项。

各种导线应轻拿轻放,禁止折弯。

脑室镜镜体纤细,必须把持目镜端,以免损坏。

各种器械精细昂贵,各项操作要轻柔。

(39)脑电钻使用注意事项。

安装前检查主机是否处于功能位。

连接保护套时要注意防止污染及查看保护套有无破损。

安装好的钻头要检查松紧度是否适宜。

(40)脑气钻使用注意事项。

使用前:①需检查钻头、铣刀的完整性;②查看管道气体的压力;③将扩散润滑器充分润滑;④保护好脚踏;⑤检查气钻的性能。

使用中:①避免管道被锐器划伤;②避免卷入脑棉等物品;③保证有适量的冲洗水;④若钻头、铣刀发生断裂,及时检查其完整性;⑤使用后做好气钻的保养、交接及清洗工作。

(41)神经外科手术中的无菌原则。

手术尽量使用无粉手套,否则一定要冲净手套上的滑石粉。

术中尽量采用密闭式冲洗,冲洗液适当加温。

禁止在冲洗水内湿润纱布或脑棉。

及时擦净冲洗球上的血迹及骨渣。

脑内操作前,应洗手或更换手套。

打开硬脑膜前,及时将前托盘加盖敷料,以保持手术台的清洁。

开颅单适时加高,以免静脉给药时造成污染。

遵医嘱使用抗生素。

(42)常用药物的使用及注意事项。

抗生素:术前30分钟到1h使用,使用前询问过敏史、用药史、饮酒史。

手术超过3h,应术中追加一次抗生素。

甘露醇:手术开始前使用,降低颅内压,注意有无结晶絮状物,如有则不能使用。使用后注意观察尿量,血压。

荧光素钠(0.6g/3mL):用于脑胶质瘤手术在开硬脑膜之前使用。试敏:1mL加生理盐水到20mL,静推5mL做试敏。静推:若患者无异常反应,将剩余5mL加生理盐水到10mL,静推。

止血药:尖吻蝮蛇血凝酶(苏灵)2单位,术前15分钟给药。用5～10mL溶剂将尖吻蛇血凝酶2单位溶解,入壶静脉滴注。

(43)洗手护士显微镜下配合注意事项。

术中传递显微器械要轻、稳、准,防止碰坏器械。器械使用后用湿纱布轻轻擦拭精细部位。

不要与基础器械同放,单独器械盒放置,不使用时放于妥善位置,防止损坏精细部位。

有关节锁扣的器械在不使用时,应打开关节锁,如蛇形牵开器、动脉瘤夹钳等。

显微器械在精细部位套保护套。

传递器械时不要碰触显微镜镜头,防止镜下术野晃动和造成器械的污染。

术中身体不要靠在器械托盘上,防止因为身体的晃动造成镜下术野的晃动。

传递脑棉、吸收性明胶海绵、纤丝时要,将其递于镜下视野中。

术中不要大声说话及碰触手术医生,以免影响医生镜下操作。

(44)神外物品清点顺序要求:纱布、缝针、棉球、电刀头、吸引器头、棉片、头皮夹、器械配件、特殊器械、脑科零件、刀柄、刀片、剪刀、镊子、海绵钳、止血钳、持针器、头皮夹钳、布巾钳、钻头。特殊物品:注意检查各个螺丝,精细器械注意检查完整性,剪的皮圈需清点。

(45)头皮夹、脑棉的清点管理。

清点头皮夹时,5个一组,并检查其完整性。

脑棉要逐个清点,并防止粘连、脱线。

脑棉使用后,应检查完整性,以免残留。

(46)脑动脉瘤夹闭术注意事项。

术前探望患者了解病情,并嘱患者注意休息,避免情绪激动,剧烈活动保持大便通畅等,防止血压过高。

接患者时动作轻柔,减少头部活动,保持平车平稳送行。

若患者突然头痛、呕吐、颈项强直等动脉瘤破裂等情况应立即通知医生处理。

术中传递器械应稳准轻,传递棉片时直接递手术野,以便术者使用。

动脉瘤夹应妥善保管,用过的夹子要及时清洗防止丢失。

术中动脉瘤一旦破裂出血,要沉着冷静,即使换粗吸引器头,备好双套吸引器,将吸收性明胶海绵和棉片备好,备好临时阻断夹,若使用临时阻断夹要提醒阻断时间,阻断时间 $20\sim30\text{min}$。紧急情况下,可压迫一侧颈总动脉(颈总动脉分出的颈内动脉为脑的重要供血动脉,禁止同时压迫两侧颈总动脉,防止脑缺血而昏迷死亡,压迫时间约 10min)。

巡回护士术中协助麻醉师严密观察病情,保证各种仪器功能的良好,及时提供各种止血药物,必要时遵医嘱使用甘露醇。

(47)垂体瘤手术配合注意事项。

器械护士熟练掌握手术步骤,器械传递到位。

内镜下操作,视野受限,操作空间有限要求护士准确将器械传递到位、及时清理骨渣、清洁双极。

物品准备到位,根据手术医生要求选择 N4-1(0℃)、N4-2(30℃)内镜。

手术中所有人员应避免触碰显微镜和手术床,避免影响手术操作。

避免触碰参考架,以免影响其准确性。

穿刺针使用前保持管腔通畅,使用后注意防止阻塞。

术中使用棉片较小,防止棉片标记线剪断。

使用磨头时注意避免磨损器械或绞入其他物品。

术中主动保护导航棒的导线及内镜导线,避免锐器损伤。

导航探针使用前注意检查定位探测点,防止碰撞损伤。

肿瘤很小,注意保留标本。

严格无菌技术操作(非无菌通路进入),防止感染。

(48)脑疝病情观察。

意识判断:颅脑损伤最常见、最重要的变化之一,意识障碍程度越深,表示颅脑损伤越重。

观察瞳孔变化(重点关注体征):动态观察两侧瞳孔的大小、形状及对光反射。脑疝初期由于患侧动眼神经受刺激导致患侧瞳孔缩小,随病情进展,患侧动眼神经麻痹,患侧瞳孔逐渐放大,晚期对侧动眼神经因脑干移位也受到推挤时,则出现双侧瞳孔散大。

观察生命体征:术前脑疝患者均出现生命体征异常,密切观察血压、体温、脉搏及呼吸,及时掌握病情的变化。"二慢一高"是颅内压增高早期症状。血压升高,脉搏变慢可达 $40\sim50$ 分,呼吸深慢。若脑疝不能及时解除,脑干持续受压,脑干内生命中枢功能紊乱或衰竭,血压骤降,脉搏快弱,呼吸浅不规则,直至呼吸心跳停止。

观察肢体活动情况:脑疝早期会出现对侧肢体肌力减弱或麻痹,病理征阳性,晚期双侧肢体瘫痪。

其他:观察有无脑脊液漏、休克、呼吸道梗阻、窒息、复合损伤。

七、耳鼻喉头颈外科

(1)鼻出血常用的止血方法有烧灼法、填塞法、血管结扎法、血管栓塞法。

(2)儿童和青少年鼻出血的部位发生在鼻中隔前下方的易出血区;老年人多见于鼻腔后部的鼻—鼻咽静脉丛及鼻中隔后部动脉出血。

(3)萎缩性鼻炎的症状有哪些?

鼻塞。

鼻咽部干燥症。

鼻出血。

嗅觉丧失。

恶臭。

头痛、头晕。

(4)导航鼻内镜下视神经减压手术体位:仰卧位,头部抬高 $15°$。

(5)鼻内镜手术并发症包括颅内并发症、眶及眶周并发症、鼻内并发症。

(6)扁桃体切除术的术后并发症出血、伤口感染、肺部感染。

(7)急性扁桃体炎常见的并发症有扁桃体周围脓肿、急性中耳炎、急性喉炎、急性鼻炎及鼻窦炎。

(8)腺样体面容:长期张口呼吸,影响面骨发育,上颌骨变长,硬腭高拱,牙列不齐,上切牙突出,唇厚,缺乏表情等。

(9)一侧喉上神经麻痹的临床表现:不能发高音,声音粗而短。声门偏斜,前联合偏向健侧,后联合偏向病侧,声带皱缩,边缘呈波浪形,但外展、内收仍正常。

(10)支气管异物手术取何体位?气管异物常见哪侧主支气管,是何原因?

垂头仰卧位,肩部与手术床头平齐,头颈下垂。气管异物常见右侧主支气管。左支气管结构细而长,比较倾斜;右支气管结构短而粗,较为陡直。因而异物易落入右支气管。

(11)支气管异物手术配合注意事项?

术前 $4\sim6h$ 必须禁食。

备齐用物,尤其要保证手术器械功能完好,应备两套冷光源,保证负压吸引通畅。

术中严密观察患者病情变化,一旦发生异常立即停止操作。

注意保持正确头位,并随气管镜的进入而改变,使喉、气管、支气管镜保持在同一轴线上。

随时洗净蓄积痰液,动作要轻柔,勿损伤声门。

过大异物或有严重呼吸困难者,要立即行气管切开术。

(12)食管异物的并发症。

食管穿孔或损伤性食管炎。

颈部皮下气肿或纵隔气肿。

食管周围炎及颈间隙感染或纵隔炎。

大血管破溃。

气管食管瘘。

(13)简述喉阻塞的典型临床表现。

吸气性呼吸困难。

吸气性喉喘鸣。

吸气性软组织凹陷。

声嘶。

发绀。

(14)简述气管切开术的适应证。

喉阻塞:3～4℃喉阻塞。

下呼吸道分泌物潴留阻塞需长期进行抽吸。

某些手术发生喉阻塞而行预防性气管切开。

(15)慢性化脓性中耳炎的临床表现:耳内流脓,鼓膜穿孔及听力下降,可引起多种颅内、外并发症。

(16)简述梅尼埃病的临床表现。

眩晕。

耳鸣。

耳聋。

耳闷胀感。

(17)乳突根治术常用手术切口:耳内切口或耳后切口。

(18)中耳包括鼓室、咽鼓管、鼓窦和乳突。

(19)简述颈静脉窦生理作用:颈动脉窦是压力感受器。当动脉血压升高时,可引起颈动脉窦扩张,刺激压力感受器,然后通过心跳减慢、末梢血管扩张,起到降压作用。

(20)局麻方法及常用局麻药种类及盐酸丁卡因常用浓度和剂量。

局麻方法:①表面麻醉;②浸润麻醉;③传导麻醉;④蛛网膜下隙麻醉;⑤硬膜外麻醉。

常用局麻药种类:酯类:普鲁卡因。酰胺类:丁卡因,利多卡因。

盐酸丁卡因常用浓度和剂量:1％～2％一次使用总量不得超过60mg。

(21)黏膜表面麻醉剂使用注意事项。

严格区分注射用麻醉药与黏膜表面麻醉剂。

必须使用有效期内的药物。

鼻腔用药中应加入少量肾上腺素,以收缩局部毛细血管,减慢药物吸收速度,延长麻醉时效,减少中毒机会。

用药期间密切观察患者的面色、表情、脉搏及呼吸。

年老体弱者、婴幼儿或过敏体质者慎用,警惕药物过敏和中毒。

(22)电子耳蜗植入术手术配合注意事项。

术前访视患者,了解手术方案及患者情况。

术前备好用物,保证显微镜、耳钻等功能正常,放置合理,各种导线连接准确。

掌握手术操作要点,各种精细器械分门别类妥善放置,以利操作。

电子耳蜗价格昂贵,术中操作轻拿轻放,注意保护无损坏及污染。

在耳蜗造孔时,应随时提醒参加人员不要碰撞手术床、显微镜及手术者,以免导致重要组织损伤。

手术中严格无菌操作,控制参观人员及室内人员走动。

电极植入时,禁止使用单极电凝,以免造成耳蜗电极短路,导致手术失败。

(23)导航鼻内镜下手术配合注意事项。

洗手:

术前检查镜面完整性,正确连接,各种导线固定妥当,勿打折及受压。

熟悉手术步骤,传递用物准确到位,切忌碰撞参考架。

导航器械与普通器械分别放置,轻拿轻放,注意保护红外线发射球及导航探针尖端。

术中密切观察参考架位置以免移位影响定位准确性。

巡回:

协助医生固定稳妥参考架,调整红外线发射器与参考架距离。

确保电源线连接可靠、有效。

熟悉手术的要求,严格按照操作程序操作各种仪器。

手术结束严格按规程关机,将显示屏的折叠臂恢复到原位后才能推行。

导航系统属贵重仪器,应专人管理,定期清洁及保养。

八、口腔外科

(1)简述上颌骨四个邻近骨相连的骨突。

额突与额骨相连、颧突与颧骨相连、腭突在上颚中缝部左右对连、牙槽突即牙齿所在部位的骨质。

(2)简述腮腺的位置和形态。

位置:位于耳郭前下方,分浅、深两部分。

形态:浅部略呈三角形,深部呈锥体状突向咽侧壁。

(3)简述腮腺纵行结构

颈外动脉。

颞浅动、静脉。

耳颞神经。

下颌后静脉。

(4)简述腮腺横行结构

上颌动、静脉。

面横动、静脉。

面神经的分支。

(5)面神经有哪五组分支?

颞支、颧支、颊支、下颌缘支、颈支。

(6)颈内、外动脉如何鉴别?

颈外动脉位于颈浅前方,颈内动脉位于颈深部后方。

在颈动脉窦上方,颈外动脉位于内侧,颈内动脉位于外侧。

颈外动脉在颈部有多个分支,颈内动脉无分支。

搏动试验:在结扎前,提起结扎线压迫颈外动脉,同时触摸颞浅动脉,如果无搏动,这证明是颈外动脉。

(7)口腔科动力系统种类:辛迪思电钻(AO电钻)、史塞克动力系统、牙种植机。

(8)史塞克动力系统由主机、脚踏、手柄线、手柄、锯片、钻头组成。

(9)史塞克动力系统分:通用钻、摆动锯、往复锯、矢状锯。

(10)牙种植系统备孔顺序:球钻定点、先锋钻定轴向、扩孔钻逐级备洞、终末钻成型。

(11)牙种植机使用中保证无菌盐水持续冷却钻针,保证整个手术过程产热小于42℃。

(12)口腔常见癌的临床表现有疼痛、斑块、溃疡、肿块。

(13)皮瓣修复吻合血管时所用肝素配制方法:生理盐水500mL+肝素1支(12500单位)。

(14)口内手术前应用红霉素眼膏涂抹口唇黏膜防止术后黏膜肿胀。

(15)颌骨囊肿摘除术的手术切口有哪些?

中小型囊肿,一般在口内做弧形或"八"字形切口。巨大型囊肿位于下颌角、升支部时,宜做口外弧形切口。

(16)简述下颌骨骨折好发部位:正中联合、颏孔区、下颌角、髁突颈部。

(17)简述上颌骨骨折分型。

LefortⅠ型骨折:是低位或水平骨折。

LefortⅡ型骨折:又称中位或锥形骨折。

LefortⅢ型骨折:是高位骨折或称颅面分离。

(18)唇裂修复手术的基本步骤是什么?

定点设计、切开和缝合。

(19)腭裂修复手术的基本原则是什么?

延长软腭,闭合腭咽,恢复正常的吞咽和发音功能。

(20)临床上压迫面动脉进行止血的部位是哪里?

咬肌前缘和下颌体下缘交界处。

(21)简述单侧唇裂如何分度?

Ⅰ度唇裂:仅限于唇红部分的裂开。

Ⅱ度唇裂:上唇部分裂开,但鼻底尚完整。

Ⅲ度唇裂:整个上唇至鼻底完全裂开。

(22)舌系带矫正术的标准是什么?

将舌系带剪开与口底平行,至舌尖上抬时能接触到上前牙的舌侧面。

(23)什么是颌间牵引?

是在上、下颌牙列上分别安置有挂钩的牙弓夹板,然后根据骨折需要复位的方向,在上下颌牙弓夹板的挂钩上套上橡皮圈作牵引,使其恢复到正常的咬合关系。

(24)舌癌的手术方式有哪些?

　　T1 病例可做病灶外 1cm 以上的楔形切除,直接缝合。T2～T4 病例可做半舌至全舌切除,舌缺损 1/2 以上应行同期舌再造。

　　(25)口内法颌骨囊肿摘除术的适应证是什么?

　　适用于下颌骨中小型囊肿、上颌骨大中小各类型囊肿,特别适用于术中需同时拔除患牙的病例。

　　(26)唇裂修复手术的手术方法有哪些?

　　三角瓣修复术、矩形瓣修复术、旋转推进瓣修复术。

　　(27)颌下腺摘除术应避免损伤什么神经?

　　面神经的下颌缘支、舌神经。

　　(28)颌下腺摘除术如何鉴别舌神经?

　　舌神经呈黄白色,有光泽、较粗,自后上方向前下方走行,绕过颌下腺导管后再转向前内方,并有纤维组织与颌下腺相连。

　　(29)什么是口腔颌面部原发癌的联合根治术?

　　口腔颌面部原发癌与颈部淋巴组织整块切除的联合手术,必要时还要取皮瓣进行切口缺损的修复。

　　(30)简述舌骨上淋巴结清扫术的范围。

　　清除下颌骨下缘和舌骨之间直到胸锁乳突肌前缘的淋巴结,包括颏下、颌下和颈内静脉上端的淋巴结及腮腺尾叶。

　　(31)颈淋巴结根治性切除术常用的切口有哪些?

　　T 形切口、矩形切口、平行切口。

　　(32)颈淋巴结根治性切除术切口选择的原则是什么?

　　皮瓣有良好的血运,交角不宜过锐,避免皮瓣坏死。

　　避免或减少皮瓣的交叉缝合。

　　简单隐蔽能避开颈动脉,术野显露好,术后瘢痕畸形及挛缩小。

　　便于原发灶切除和及时修复。

　　(33)下颌骨肿瘤的手术方式有哪些?

　　下颌骨矩形切除术、下颌骨部分切除、一侧下颌骨切除术、全下颌骨切除术。

　　(34)口腔颌面部损伤清创的目的是什么?

　　清除创口内异物及明显失活组织,防止继发感染,促进创口的正常愈合。

　　(35)腭裂修复的手术方式有哪些?

　　改良兰氏手术。

　　梨骨黏膜瓣手术。

　　动脉岛腭瓣手术。

　　咽后壁黏膜肌瓣移植手术。

　　(36)口底黏膜癌的好发部位是哪里?

　　舌系带旁的前部区域和相当于第一、二磨牙的侧部区域。

　　(37)人体有哪三大唾液腺?

　　腮腺、颌下腺、舌下腺。

　　(38)简述唇裂修复手术的手术配合注意事项。

将患儿双眼涂眼药膏并贴上保护贴膜以防消毒液进入眼中伤及角膜。

保证患儿体位安全,防止皮肤损伤。

注意患儿保暖,防止低体温。

保持呼吸道通畅,注意观察患儿血氧饱和度及唇部色泽的变化,如有异常及时查找原因,配合医生或麻醉师处理。

使用电刀时将功率降低,以免皮肤坏死,影响血运。

(39)简述颌下腺摘术的手术切口。

距下颌骨下缘 1.5～2.0cm 处,自下颌角下方平行向前做一弧形切口。

(40)简述口腔手术使用除电刀的注意事项。

电刀的功率应适当调低,并根据手术需要随时调节,避免功率过大灼伤神经等组织。

术中要加强观察,防止烫伤周围组织。

经鼻导管吸氧患者,禁止在口内使用电刀,以免对患者造成损伤。

(41)简述腮腺切除加面神经解剖术的体位要求。

侧头仰卧位,肩部垫高。

(42)患者男,27 岁,骑摩托车不慎摔倒致左侧面部损伤、肿胀,左侧下颌骨处触痛明显,颌骨 CT 显示左侧下颌骨骨折。患者急诊行下颌骨骨折切开复位内固定术,请问该手术的并发症有什么?手术配合时应注意哪些问题?

手术的并发症:

咬合关系不良。

牙根尖、神经、上颌窦损伤。

植入钉松动和感染。

手术配合注意事项:

骨折患者多由外伤所致,仔细检查皮肤的完整性。

面部消毒前眼部贴上保护贴膜,以防消毒液伤及角膜。

严格执行内植物管理规定。

钻孔前检查电钻功能是否正常。

夹取钛钉时要固定牢固,以免钛钉脱落。

注意及时清点钛钉等微小物品,以免误入呼吸道。

(43)AO 电钻使用注意事项?

安装电池时注意无菌操作,防止污染手机主机。

手机主机不用时及时关闭(OFF 开关)。

电池用后及时拔出,禁止高压。

电池用后及时充电。

(44)史塞克动力系统使用注意事项。

注意摆动锯摆幅比矢状锯大。

使用时做好周围组织的保护。

切割打磨时需加水冲洗。

暂时不用时放置稳妥位置,防止手术医生误踩造成伤害。

(45)口腔科内植物有哪些?

接骨板分为：

上颌骨接骨板

下颌骨接骨板

重建钛板接骨板

螺钉分为：

1.7 螺钉

2.0 螺钉

2.3 螺钉

2.0 牵引钉

(46)颌骨骨折切开复位内固定术用物准备。

器械敷料：颌骨器械、基础包、甲状腺单、手术衣、灯把手、持物钳、纱布、口腔内固定器械、口腔科电钻、钛板、钛钉、口腔进口器械、拔牙钳、精细器械、备冠状切口零件。

一次性用物：手套、吸引器管、吸引器头、甲状腺针、2-0 丝线、3-0 丝线、4-0 丝线、20mL 针管、清洁片、敷贴、电刀等、脑科护皮膜、头皮夹、双极线。

其他物品：AO 电钻

(47)颌骨骨折手术配合注意事项。

严格执行无菌操作。

使用动力系统时,严格按照操作规范,不用时及时收回以防误伤。

传递微小内植物时,应严格谨慎,防止掉落。

做好内植物的管理和使用登记,准确粘贴条形码;手术结束,手术医生在内植物登记本上签名,剩余内植物交由专科护士统一保管。

手术结束,做好器械的分类,切勿混放。

(48)颌颈联合根治术器械准备有哪些？

颌骨器械包、颌面零件、蚊钳、史可锯、拔牙钳、钛板工具、钛板螺钉、AO 口腔电钻、显微器械、阑尾器械、进口器械。

(49)舌颌颈联合根治术手术分哪几步。

气管切开。

颈部淋巴结清扫。

原发病灶切除。

游离皮瓣、血管吻合。

皮瓣修复、钛板钛钉固定。

(50)舌颌颈联合根治术血管吻合时的关注点。

切口周围用纱布垫重新铺一术野,更换所用器械及敷料,手术医生更换手套。

冲洗手套以免滑石粉带入血管腔内形成血栓。

切断的动静脉分支,与指定血管吻合,在吻合血管前配置好抗凝液,用 20mL 注射器抽取配上冲洗针头备用。

8-0 血管滑线间断缝合,吻合血管时精力高度集中,不断冲洗血管腔,防止血管痉挛和血凝块的形成。

无损伤缝线因肉眼较难观察,传递针线时应医护共同确认后再交接,缝针用过后及时与巡回护士清点并交巡回护士按锐器处理。

九、眼科

(1)视觉器官包括哪几部分？

眼球，眼眶，眼附属器，视路、视皮层，眼的相关血管神经结构。

(2)眼球由哪些部分组成？

眼球壁和眼内容。

(3)眼附属器有哪几部分？

眼睑、结膜、泪器、眼外肌、眼眶。

(4)眼球壁分为哪几层？

外层(纤维膜)、中层(眼球血管膜，葡萄膜)、内层(视网膜)。

(5)眼球壁中层为葡萄膜，这一层共包括哪几部分？

虹膜、睫状体和脉络膜。

(6)泪道包括哪几部分？

泪道包括泪点、泪小管、泪囊和鼻泪管四部分。

(7)眼睑的结构分为哪几层？

由表及里可分为6层：皮肤、皮下组织、肌层、肌层下组织、纤维层、睑结膜。

(8)眼外肌由哪几条神经支配？

眼外肌共6条，其中外直肌由展神经支配，上斜肌由滑车神经支配，其余四条肌肉均主要由动眼神经支配。

(9)眼的屈光系统包括哪些？

角膜、房水、晶状体、玻璃体。

(10)角膜的组织分层。

上皮细胞层、前弹力层、基质层、后弹力层、内皮细胞层。

(11)房水的功能有哪些？

房水有营养角膜、晶状体和玻璃体的功能，同时也是维持眼压的主要因素。

(12)什么是眼压？

是眼球内容物作用于眼球壁的压力。正常人眼压值是 $10\sim21mmHg$。

(13)房水的产生和循环途径是什么？

房水由睫状突上皮产生→后房→瞳孔→前房→前房角→小梁网→Schlemm 管→集液管和房水静脉(80％)，从脉络膜上腔排出(20％)，虹膜表面隐窝吸收(微少)。

(14)什么是白内障？

任何先天性或者后天性因素，例如遗传、代谢异常、外伤、辐射、中毒、营养障碍等，引起的晶状体混浊使其透明性下降称为白内障。WHO 从群体防盲治盲的角度出发，将晶状体混浊且矫正视力低于 0.5 者才称为白内障。

(15)超乳手术关注点。

严格执行查对制度，确保患者以及眼别准确无误。

严格执行各项无菌技术操作。

手术衔接特别快，注意物品准备齐全，数量清点准确。

洗手护士根据医生需要调节参数，同时注意严密观察灌注液使用情况，防止滴空。

严格按照规定双人双核对人工晶体,确保品牌准确、度数正确。

(16)玻璃体切割手术配合注意事项是什么?

倒向镜属于贵重精密器械,轻拿轻放,取下后置于专用盒内,严防磨损碰撞。

术中密切注意灌注液情况,根据眼压调节灌注液的高度。灌注液滴完要及时更换,不能有气体进入。

停止使用激光时,应调节到备用状态,以防止术者误踩脚踏开关,损伤视网膜。

术后认真仔细冲洗玻切管、头等各种管道及导线,排尽玻璃体切割机与氮气连接管内残留的气体,使压力降至为零。

术中严格执行无菌操作。

(17)眼科显微镜使用注意事项是什么?

显微镜应固定在手术间,防止震动和撞击,避免反复移动,搬动时必须两人同步操作。存放间相对湿度不超过65%。

使用时只需调节横臂上的两个黑色1、2旋钮,切勿调节其他旋钮进行调节显微镜臂长和方向。

使用完毕,透镜表面定期用脱脂棉蘸无水酒精擦拭,保持干净。用后用防尘布加盖显微镜,保持光学系统的清洁。

(18)患者男性,72岁。左眼被小孩头部撞伤5h,眼胀痛,视力下降,并有虹视现象。检查视力:右1.2,左0.1,眼压:右17mmHg,左43mmHg,左眼混合性充血,角膜轻度雾样水肿,周边部前方12:00处约1/2CT,6:00处呈裂隙状,上方虹膜震颤,瞳孔稍散大,眼底看不清。本例最可能的诊断是什么?手术方式有哪几种?术中需注意什么?

本例最可能的诊断是晶体脱位继发青光眼。

手术方式晶体捞出,人工晶体植入。

术中需注意:①认真核查,确保患者和术眼部位准确。②备齐手术所需物品,认真检查无菌物品有效期和人工晶体度数。③术中应坚守工作岗位,严密观察患者生命体征,发现异常立即报告手术医师及时处理。④人工晶体应现用现打,并与手术医生认真查对,确保无误,如人工晶体疑有污染或者不需要时应原包装保存。⑤手术结束后按要求划价,粘贴条码、内植物标识。

(19)人工晶体的种类。

按材料分为丙烯酸材料和聚甲基丙烯酸甲酯。

按形状分为凸平和等双凸。

按球面性分为球面和非球面。

按植入位置分为前房型和后房型。

按焦点分为单焦点和多焦点。

(20)请简述眼化学伤的处理原则。

对症处理,立即脱离接触,眼球灼伤者应立即就近冲洗,仔细检查结膜穹隆部,去除残留的化学物质,预防感染,加速创面愈合,防止睑球粘连和其他并发症,如发现眼睑严重畸形者需行成形术。

(21)远视力和近视力测试距离分别是多少?

远视力测试距离5m,近视力测试距离是30cm。

十、产科、生殖医学科

(1)前置胎盘定义:孕 28 周后若胎盘附着于子宫下段,甚至胎盘下缘达到或覆盖宫颈内口,其位置低于胎先露部,称前置胎盘。

(2)前置胎盘的病因包括:胎盘异常、子宫内膜病变与损伤、受精卵滋养层发育迟缓、胎盘面积过大。

(3)前置胎盘对母亲的影响有:产后出血、胎盘植入、产褥感染、羊水栓塞等。

(4)前置胎盘对胎儿的影响有:早产、胎儿宫内窘迫、胎死宫内。

(5)前置胎盘的分型包括:完全性前置胎盘、部分性前置胎盘、边缘性前置胎盘、凶险性前置胎盘。

(6)凶险性前置胎盘的定义:既往有剖宫产史,此次妊娠为前置胎盘,且胎盘附着于原子宫瘢痕部位,并常伴有胎盘植入。

(7)凶险性前置胎盘根据胎盘植入情况分为植入型和非植入型。根据绒毛植入深度分为3 种类型:粘连型,绒毛直接附着于子宫壁表层;植入型,胎盘绒毛达深部肌层,但未达浆膜层;穿透型,胎盘绒毛穿透宫壁肌层,子宫破裂,或附着于膀胱等邻近脏器。

(8)预防产后出血的措施。

胎儿娩出后立即在子宫壁注射缩宫素。

不奏效时可选用卡前列素氨丁三醇(安列克)。

压迫出血部位,持续 10 分钟。

用可吸收线局部"8"字缝合开放的血窦。

宫腔填塞纱布条压迫止血,24h 后取出。

上述方法无效时可结扎双侧子宫动脉或子宫栓塞术。

术前髂总球囊植入后行剖宫产术。

若仍出血不止时,行子宫切除术。

(9)宫颈环扎手术目的:修复宫颈并建立正常宫颈内口的形成和功能,使妊娠能维持至晚期。

(10)宫颈环扎手术适应证:宫颈环扎术适用于凡经检查确诊为宫颈内口松弛而无子女者,于孕期或非妊娠期手术。根据宫颈内口松弛程度、妊娠与否、妊娠月份,选用不同的手术方法。

(11)宫颈环扎手术禁忌征:严重的胎儿畸形;宫内感染;活动性出血;早产已发动早产胎膜早破。

(12)什么是直立性低血压?

主要是由于孕妇仰卧位时增大的子宫压迫下腔静脉,尤其麻醉后孕妇腹壁肌肉松弛,无法衬托子宫,造成回心血量急剧减少,血压迅速下降。临床表现为血压下降、气促心动过速、虚脱、恶心等危急症状,甚至影响胎盘的血流灌注,危及母子安全。

(13)产妇出现直立性低血压的护理措施。

术前要加强对患者的血压、呼吸、脉搏、心率、血氧饱和度等生命体征的监测,观察其变化,主动询问是否有恶心、头晕、呕吐等血压下降早期症状。

一旦发生直立性低血压,应立刻取左侧卧位,采用右侧身垫高 15°～30°或将子宫推向左侧,以及时解除妊娠子宫对下腔静脉的压迫,恢复正常的回心血量。

手术中要建立上肢静脉通路,以避免因妊娠子宫压迫下腔静脉引发静脉回流受阻导致的下肢输液速度减慢,确保输液通畅,增加回心血量。

(14)产后出血是指产后在胎儿娩出 24h 后发生的失血量在 500mL 以上的出血症状。

(15)羊水栓塞是指分娩过程中羊水进入母体血液循环后,羊水中含有的有形成分如上皮细胞、胎脂、胎粪等在肺内形成栓子,引起肺栓塞、休克和发生弥散性血管内凝血(DIC)等一系列严重症状的综合征。

(16)发生羊水栓塞的护理措施。

观察病情,切开子宫肌层进行破膜后出现寒战、烦躁不安、呕吐、出冷汗、干咳等症状;突然发生不明原因的呼吸困难、咳嗽、严重者吐粉红色泡沫样痰,以至休克甚至昏迷等。

迅速地建立 2 条以上畅通静脉通道,用 18～20 号静脉留置针,做好输血准备。

协助麻醉师进行气管插管。

依据患者病情遵照医嘱进行准确、迅速及时地抢救,科学合理地使用抗休克、扩容及抗过敏等药品。

(17)妊高征的诊断标准:妊娠 20 周后:收缩压＞140mmHg 或舒张压＞90mmHg;24h 尿蛋白定量≥0.3g 或间隔 6h 的 2 次尿蛋白检查＞30mg;水肿;体重增加＞0.9kg/周。

(18)妊高征患者的护理。

术前访视:全面了解病情,如产妇的全身营养状况,静脉穿刺部位的选择,过敏史,备血情况等。

心理护理:妊高征的产妇往往情绪不稳定,心理负担大,应向产妇介绍剖宫产的术式、麻醉方法、术后镇痛,使其心中有数,以最佳的精神状态迎接手术。

术前准备充足。

备齐子宫全切包、产钳、大量纱布垫、纱布、热盐水、急救车、电刀、止血药、辐射台、小儿急救箱。

上肢建立两条静脉通路,18～20 号套管针,快速输注平衡液溶液 300～500mL,左侧卧位,以免发生仰卧位综合征。

术前检查尿管是否通畅,以免充盈的膀胱抑制子宫收缩。

术中密切观察病情变化

高症注意观察是否抽搐,前期症状短暂变现为面部充血、口吐白沫,注意观察羊水栓塞临床表现;胎儿娩出后短时间产妇出现烦躁不安、寒战、恶心呕吐、气急等先兆症状,遵医嘱用药地塞米松、罂粟碱等。

术中填塞宫纱时,做好查对与记录。

做好新生儿复苏的准备。

(19)妊娠期糖尿病患儿的护理。

新生儿出生时应留脐血进行血糖、胰岛素、胆红素、血细胞比容、血红蛋白、钙、磷、镁的测定。

无论出生时状况如何,都应视为高危新生儿,尤其是孕期血糖控制不满意者,需给予监护,注意保暖和吸氧。

重点防治新生儿低血糖,应在开奶同时,定期滴服葡萄糖液。

鼓励母乳喂养。

新生儿医师在场。

做好抢救复苏准备。

(20)生殖科宫腔镜外鞘分为 3mm 检查鞘、5mm 治疗鞘、7mm 电切鞘。

(21)输卵管为一细长而弯曲的肌性管道,位于阔韧带上缘内,内侧与宫角相连通,外端游离呈伞状,与卵巢相近。全长 8～14cm,是精子和卵子相遇受精的场所,也是向宫腔运送受精卵的通道。

(22)输卵管根据形态由内向外分 4 个部分:间质部、峡部、壶腹部、全部。

(23)剖宫产洗手关注点。

备齐手术用物,特别是抢救物品(产钳、宫纱)。

物品清点重点关注:处理胎儿的垫子、止血钳、棉球。

注意胎儿的保护(取胎儿时器械台上应撤下所有锐利器械)。

接触宫腔的物品单独放置。

注意手术隔离技术,接触宫腔的器械不应再用。

术后胎盘、标本、死胎的规范处理。

(24)剖宫产巡回关注点。

建立静脉通路选择上肢静脉最好是 20 号套管针,前置胎盘可以使用 18 号套管针。

指导患者配合完成麻醉,并陪伴与保护患者防止坠床。

防止仰卧位低血压,手术床向左倾斜 15°。

正确用药,抗生素询问过敏史;缩宫素断脐后使用;安列克青光眼患者禁用。

注意保暖,做好患者的隐私保护。

安全转运防止坠床(运送患者的工人在新生儿侧,巡回护士在产妇头侧,分开保护)。

新生儿的交接,手术患者交接单上注明婴儿及数量,与病房护士按产时记录详细交班,禁止家属抱孩子。

(25)缩宫素的药理作用。

对子宫平滑肌有选择性兴奋作用,可增强宫缩。

其他作用使乳腺泡周围的肌上皮细胞收缩,促进排乳。大剂量还能短暂的直接扩张血管,引起血压下降。

(26)缩宫素的使用注意事项。

严格掌握剂量,避免发生子宫强直性收缩。

明显头盆不称、胎位不正、有剖宫产史及做过肌瘤剔除术者禁用。

用药前及用药时需进行检查及监护。

(27)安列克的药理作用。

肌内注射卡前列素氨丁三醇可刺激妊娠子宫肌层收缩,类似足月妊娠末的分娩收缩。

(28)卡孕栓的药理作用。

卡前列酸系天然前列腺素 F2$_α$ 的衍生物。有增加子宫收缩频率和收缩幅度,增强子宫肌收缩力的作用;能抑制内源性黄体激素的分泌,降低血浆孕酮水平,终止妊娠,具有较强的抗生育作用。

(29)新生儿复苏要点。

胸外按压位置应放在胸骨体下 1/3 处,按压深度 1.5cm～2cm,频率 100 次/min 以上。心脏按压与人工通气频率比为 3∶1。

(30)新生儿抢救过程中盐酸肾上腺素如何配置?

1 支盐酸肾上腺素(1mg/1mL)+生理盐水 9mL 至 10mL,用 1mL 注射器抽取备用。

参考文献

[1]曲华,宋振兰.手术室护士手册[M].北京:人民卫生出版社,2011.

[2]郭莉.手术室护理实践指南[M].北京:人民卫生出版社,2021.

[3]梁力建.外科学.[M]6 版.北京:人民卫生出版社,2009.

[4]党世民.外科护理学.[M]2 版.北京:人民卫生出版社,2011.

[5]郭光文,王序.人体解剖彩色图谱.[M]2 版.北京:人民卫生出版社,2009.

[6]杨春明.实用普通外科手术学[M].北京:人民卫生出版社,2014.

[7]潘凯,杨雪菲.腹腔镜胃肠外科手术学.[M]2 版.北京:人民卫生出版社,2016.

[8]杨海弟,郑亿庆.耳内镜解剖与手术技巧[M].北京:人民卫生出版社,2021.

[9]易定华,徐志云,王辉山.汪曾炜 刘维永 张宝仁心脏外科学[M].北京:人民军医出版
社,2016.

[10]全志伟,王健东.肝胆胰外科学.[M]5 版.北京:北京大学医学出版社,2017.